LA NOUVELLE CHRONONUTRITION® ILLUSTRÉE

Paru au Livre de Poche :

La Cuisine saveur
Mincir en beauté

Dr ALAIN **DELABOS**

La nouvelle CHRONO NUTRITION® *illustrée*

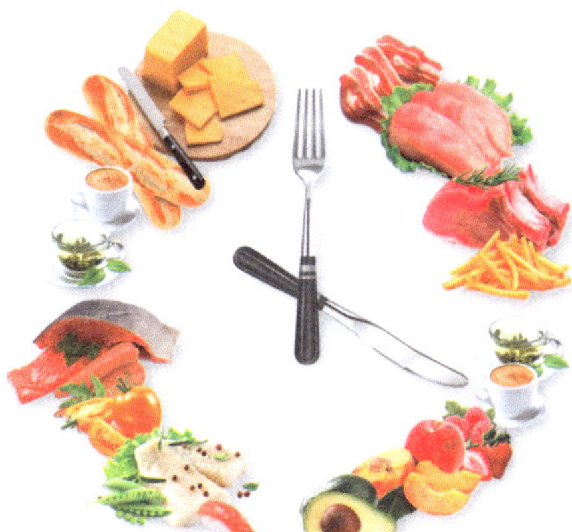

HUGO NEW LIFE

Photos des recettes (sauf pages 231 et 232 : © Shutterstock) :
Albane Hemon.
Illustrations intérieures : © Shutterstock.
D'après la mise en pages de Jef Cortes.

ISBN : 978-2-253-23813-3 – 1re publication LGF

SOMMAIRE

Introduction ..... p. 15
Note à mes lectrices et lecteurs ..... p. 18

Chapitre 1
LES BASES DE LA CHRONONUTRITION® ..... p. 21
La réorganisation alimentaire ..... p. 23
Être à l'écoute des rythmes de son corps ..... p. 23
Donner à son corps ce qu'il demande ..... p. 24
Les fonctions de l'organisme ..... p. 25
Bien choisir ses aliments ..... p. 26
Pourquoi mincir ne veut pas dire maigrir ..... p. 28
Ne vous comparez plus aux autres ..... p. 28

Chapitre 2
LES DIFFÉRENTS REPAS ..... p. 33
Les interdits ..... p. 34
Bien se nourrir ..... p. 36
Avertissement ..... p. 38
Le petit déjeuner ..... p. 40

Priorités aux gras saturés ... p. 40
Le fromage en bonne quantité ... p. 42
Le pain, aliment complémentaire ... p. 44
L'huile d'olive ou le beurre, aliments additionnels ... p. 46
    L'huile d'olive : à volonté ... p. 46
    Le beurre : en petite quantité ... p. 47
Les boissons ... p. 48
Le déjeuner ... p. 50
La viande, aliment principal… ... p. 52
Ou des œufs, à la place de la viande ... p. 54
Après la viande, les féculents ... p. 54
Les sauces, épices et condiments, aliments additionnels ... p. 55
    Sauces, épices et condiments ... p. 55
Le goûter ... p. 56
Des protéines rapidement assimilables ... p. 57
Un gras végétal ... p. 57
Des fruits ou des dérivés sucrés ... p. 58
Le dîner ... p. 60
Poisson et fruits de mer à l'honneur ... p. 60
Les légumes verts : en quantité raisonnable ... p. 62
Les repas « joker », une ou deux fois par semaine ... p. 64

Chapitre 3
ADAPTER LA CHRONONUTRITION® AU QUOTIDIEN p. 69
La journée type actualisée pour une personne mesurant 1,70 m p. 69
5 rappels bien utiles sur les principes fondamentaux p. 72
Chez soi p. 77
Avec les enfants p. 80
Avec son conjoint ou sa conjointe p. 81
À l'extérieur p. 82
À l'étranger p. 85
Deux cas particuliers p. 85
Quelques réponses aux questions que vous pouvez vous poser p. 88
Lexique p. 99

Chapitre 4
CONNAÎTRE SON POIDS IDÉAL ET SA SILHOUETTE PARFAITE GRÂCE À L'ÉVALUATION DE VOS FORMES p. 105
Méthodologie p. 106
Comment prendre les mesures p. 108
Vos formes actuelles p. 109
Vos formes souhaitables p. 112
Halte aux idées reçues colportées par la diététique p. 118
Identifiez votre morphotype p. 121

Galilée .... p. 121
Athlétique .... p. 121
Sablier .... p. 121
Schwarzy .... p. 121
Don Camillo .... p. 122
Rubens .... p. 122
Tronc d'arbre .... p. 122
Monastique .... p. 122
Maya .... p. 123
Chéops .... p. 123
Ascétique .... p. 123
Cachectique .... p. 123
Identification faite .... p. 123
Apprenez à rééquilibrer votre morphotype .... p. 125
Le morphotype Chéops .... p. 125
Le morphotype Maya .... p. 130
Le morphotype Rubens .... p. 135
Le morphotype Schwarzy .... p. 141
Le morphotype Don Camillo .... p. 147
Le morphotype Sablier .... p. 151
Le morphotype Monastique .... p. 157
Le morphotype Tronc d'arbre .... p. 162
Le morphotype Ascétique .... p. 166

Carnet de recettes .... p. 172
PETITS DÉJEUNERS .... p. 173
Camembert en tartines chaudes à la maniguette .... p. 174
Cancoillotte en tartines chaudes à la ciboulette .... p. 176
Crêpes au sarrasin, aux œufs et au fromage .... p. 178
Crêpes de chèvre frais et de roquefort à la crème .... p. 180
Croque-monsieur campagnard .... p. 182
Œufs brouillés aux merguez et au fromage .... p. 184
Œufs en gelée au P'tit Basque .... p. 186
Quiche à la nord-sud .... p. 188
Pâte à crêpes au sarrasin .... p. 190
Tarte au maroilles et aux petits lardons ... p. 192
Tartines de roquefort aux noisettes .... p. 193
Tarte au Pavé d'Auge et au livarot .... p. 194

DÉJEUNERS .... p. 196
Boudin noir aux oignons .... p. 197
Agneau de lait sauté au citron .... p. 198
Canard au gingembre .... p. 200
Daube du Béarn .... p. 202
Omelette aux deux fromages .... p. 204
Pommes de terre à la sarladaise .... p. 206
Poulet du boucanier .... p. 208

Sauté de bœuf à l'ail .... p. 210
Steaks hachés à la moelle .... p. 212
Veau à la périgourdine .... p. 214

GOÛTERS .... p. 216
Abricots et pêches en compote
au parfum d'anis .... p. 217
Banane gratinée à la gelée de framboise ... p. 218
Banane au parfum de citron .... p. 220
Chaud-froid d'ananas à l'orange .... p. 221
Figues fourrées aux noix .... p. 222
Mousse de poires .... p. 224
Soufflé aux pommes .... p. 226
Terrine d'oranges et de pamplemousses p. 228
Salade de fruits d'été .... p. 230

DÎNERS .... p. 232
Filets de truite au paprika .... p. 233
Colin au riesling .... p. 234
Côtes de porc au cidre .... p. 236
Darnes de lotte sur lit de choucroute .... p. 238
Darnes de saumon à l'estragon .... p. 239
Filets de maquereaux à la moutarde .... p. 240
Filets de vives à la crème d'anchois .... p. 242
Escalope de veau aux amandes .... p. 243
Méli-mélo de veau et jambon
et sa purée de haricots verts .... p. 244
Escalope de veau au citron .... p. 245

Moules marinières ..... p. 246
Pavés de cabillaud au roquefort ..... p. 247
Rougets au fenouil ..... p. 248
Sardines en papillotes de chou ..... p. 249

Liste d'un grand nombre de sauces ..... p. 250
Liste des épices et condiments ..... p. 251

Le mot de la fin ..... p. 253

Du même auteur ..... p. 254

Introduction

Pour ceux qui ne me connaissent pas encore, j'ai été médecin généraliste et gériatre avant de devenir nutritionniste ; j'étudie depuis toujours les comportements alimentaires et les erreurs nutritionnelles de mes patients. Au fil de mes lectures, ouvrages et études sur la biologie humaine, durant mes années de gériatre, j'ai découvert que des chercheurs avaient trouvé l'existence d'une sécrétion hormonale, le cortisol, évoluant par vagues successives en fin de nuit et dans la journée, directement responsable des apports nutritionnels quotidiennement nécessaires à l'être humain.

En effet, notre corps sécrète certaines hormones et libère des enzymes à des horaires précis, l'action de ces enzymes permettant le stockage ou l'assimilation des aliments que nous ingérons suivant les besoins de notre organisme.

Partant de cette constatation scientifique, j'ai créé la « Chrononutrition® », méthode permettant de manger ce que l'on veut, mais pas n'importe comment et pas n'importe quand.

En étudiant les habitudes alimentaires de centaines de milliers de patients au cours de ma longue carrière (j'exerce la médecine depuis plus d'un demi-siècle), j'ai constaté qu'à chaque façon de se nourrir correspond une silhouette type, quels que soient l'âge et le sexe des patients observés, ce qui m'a permis de définir des règles précises de la Morphonutrition, c'est-à-dire la visualisation en morphotype de chaque individu correspondant très exactement aux habitudes alimentaires des sujets observés.

J'ai ainsi mis au point les grandes lignes de la Chrononutrition® dès la fin du XXe siècle. Eh oui, le XXIe est déjà bien commencé !

Vous avez du poids et des formes en trop ?

Vous voulez mincir mais vous en avez assez des régimes restrictifs ?

Imaginez donc une méthode d'alimentation naturelle qui aide à mincir tout en mangeant ce que vous voulez. C'est une révolution alimentaire : la Chrononutrition®.

J'ai notamment découvert des principes alimentaires où le fromage est un élément essentiel pour être en bonne santé, où frites et chocolat sont autorisés si vous ne souffrez pas d'hypercholestérolémie.

J'ai conçu un système de mesures permettant de reconnaître notre silhouette en créant, grâce à des calculs mathématiques, le morphotype qui lui correspond et adapter à celui-ci la bonne façon de nous alimenter.

J'ai enfin découvert comment se régaler avec des recettes spécialement élaborées pour pouvoir suivre avec plaisir la Chrononutrition® gourmande.

Aujourd'hui, je transmets mon savoir en donnant des cours de Chrononutrition® dans mon école de Rouen où je forme des médecins Chrono-nutritionnistes, des chrono-experts professionnels de santé et des chrono-conseillers et conseillères.

Quand on me demande comment, simple clinicien, j'ai pu découvrir ce qu'il fallait manger durant sa vie pour être en parfaite santé, je réponds avec un petit sourire que tout comme l'illustre Edison, j'ai tout simplement su transposer dans la vie de tous les jours une découverte capitale dont les savants n'avaient pas compris quelle en serait l'utilité au quotidien.

Mais évidemment, s'alimenter en adoptant la Chrononutrition® nécessitera de votre part plus de motivation et d'effort intellectuel que d'appuyer sur un bouton et de voir jaillir la lumière !

Note à mes lectrices et lecteurs

Bienvenue dans ce nouvel ouvrage, fidèles lecteurs et lectrices, parfois depuis longtemps, **bienvenue à vous aussi** mes nouveaux lecteurs.

C'est pour moi un grand bonheur de m'adresser à vous sur ce sujet qui me passionne plus encore qu'il y a 20 ans quand j'ai écrit mon premier livre.

J'avais mis une dizaine d'années à mettre au point la Chrononutrition®, avant d'oser enfin coucher sur le papier le résultat de mes recherches et de mes découvertes.

Pour mon plus grand bonheur, mon premier livre a été plébiscité, sa modernité remettant en question de tout ce qu'on avait pu écrire avant sur la diététique.

Mais depuis la publication de celui-ci, j'ai continué à faire progresser au fil des années l'utilisation au quotidien de la Chrononutrition® pour aboutir à la nouvelle Chrononutrition, que vous découvrirez dans cet ouvrage, à savoir :

- Une pratique quotidienne plus facile et encore plus efficace de la Chrononutrition®.
- Une mise à jour des aliments indispensables, utiles, ou inutiles, composant votre programme nutritionnel afin qu'en toute innocence… ou en toute connaissance de cause, vous évitiez les dérapages et les erreurs nutritionnelles.
- La mise au point d'une alimentation quotidienne évolutive, plus efficiente.
- Une nouvelle façon de visualiser votre silhouette telle que vous la voyez, s'ajoutant à la figure mathématique parfois rébarbative permettant de mettre en évidences vos erreurs nutritionnelles quotidiennes.

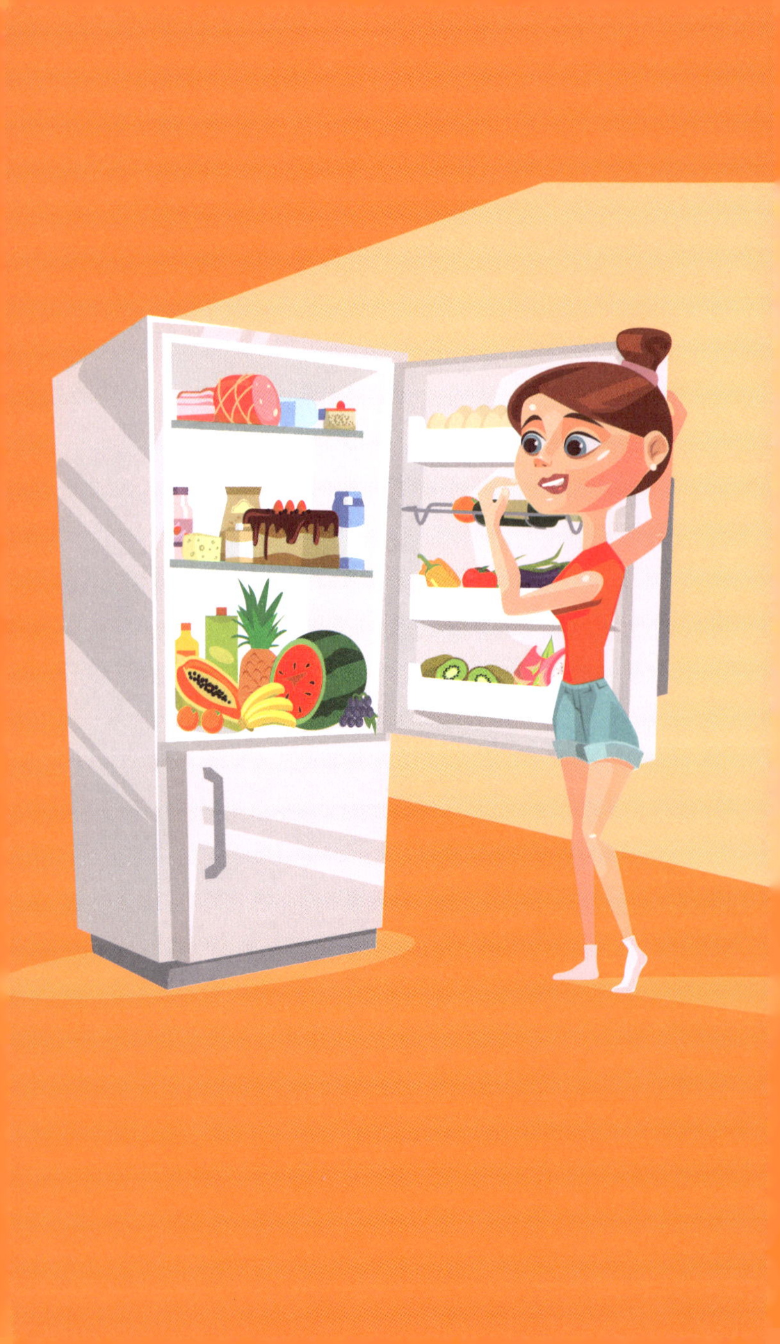

Chapitre 1

LES BASES DE LA CHRONONUTRITION®

Ainsi que nous l'avons vu en préambule, le principe de la Chrononutrition® repose sur les rythmes biologiques de notre organisme, que notre civilisation a considérablement perturbé depuis le début de l'ère industrielle.

Le travail de nuit, comme les longs trajets par la route ou en avion empêchent en effet la plupart d'entre nous de suivre le rythme circadien qui pendant des millénaires a régi les femmes et les hommes. Notre rythme de vie a radicalement changé depuis l'avènement de l'ère industrielle, et l'utilisation au quotidien de la lumière électrique.

Et c'est toute notre façon de vivre qui s'est profondément modifiée :

- décalage de nos horaires de travail et de repos, voire inversion complète de ceux-ci,

Ne changez pas obligatoirement votre mode de vie

La Chrononutrition doit s'adapter à lui, mais pas l'inverse ! Elle sera donc aussi pour vous, si :
· Vous mangez vite et debout dans la journée.
· Vous dormez quand les autres sont éveillés et êtes éveillé pendant qu'ils dorment.
· Vous travaillez sur des rythmes horaires discordants.

adaptation obligée à cette évolution sociétale ;
- modification qualitative de nos repas, de moins en moins carnivores et de plus en plus végétariens sous la pression de l'industrie agroalimentaire ;
- composition des repas ne respectant plus le rythme des saisons dans les pays industrialisés en raison du développement du trafic des produits alimentaires consommés hors saison, notamment dans certains pays ;
- changement du rythme des repas, et réduction drastique de leur durée pendant les périodes d'activité, voire suppression complète.

Ceci au grand dam de nombreux nutritionnistes, encore accrochés au sacro-saint rythme circadien, malgré les constatations sans appel d'équipes scientifiques dans plusieurs pays.

Pourtant à l'heure actuelle, sauf dans les contrées qui n'ont pas encore accès à la lumière électrique, ce cycle n'est plus suivi par quasiment toutes les populations des pays industrialisées, riches ou pauvres, pas plus qu'il n'est suivi depuis des millénaires parmi les peuples vivant dans les régions proches du pôle Nord, parfaitement adaptées à l'alternance de six mois de jour et six mois de nuit.

La réorganisation alimentaire

En effet, la Chrononutrition® n'est pas un régime mais la réorganisation de votre alimentation qui devra correspondre aux besoins de l'organisme, notamment en satisfaisant votre appétit à chaque repas.

Mais pas avec n'importe quel aliment pris en n'importe quelle quantité !

Si vous voulez réussir votre Chrononutrition®, il va donc falloir apprendre des règles précises qui vous permettront de parfaitement rééquilibrer votre organisme, aussi longtemps que vous les suivrez.

Idée révolutionnaire en France, qui a eu le mérite d'attirer l'attention du monde scientifique, comme en témoignent différentes études dignes d'intérêt publiées par des équipes de chercheurs de nombreux pays, notamment du Japon, des États-Unis, d'Italie et d'Espagne.

Être à l'écoute des rythmes de son corps

Le corps est comme une belle machine dont le moteur est programmé par des horloges internes bien réglées : ses fonctions physiologiques sont ainsi organisées dans le temps. Ainsi, la chronobiologie (science qui étudie les rythmes biologiques des êtres vivants) se réfère aux sécrétions enzymatiques et hormonales de l'organisme dont les variations sont stimulées par les éléments suivants : lumière ou nuit, sommeil ou veille, froid ou chaud, faim ou satiété.

> **La condition sine qua non !**
>
> *À la condition essentielle de modifier votre alimentation en l'adaptant le mieux possible au fonctionnement quotidien de votre organisme. Ce qui ne sera possible qu'en suivant correctement un programme de Chrononutrition® personnalisé, particulier.*

À chaque stimulus, les enzymes se mettent à sécréter en fonction des besoins énergétiques et caloriques de l'organisme.

C'est en me basant sur la chronobiologie et ses principes, que j'ai créé la Chrononutrition® : en ingérant les aliments correspondant aux besoins du corps à la bonne heure, celui-ci les utilise pour se reconstruire ou les dépenser en énergie et ne les stockera pas. Voilà pourquoi, selon cette méthode, on va grossir si on est maigre et mincir si on est gros.

Donner à son corps ce qu'il demande

La Chrononutrition® est une méthode qui vous permet de mettre votre alimentation en phase avec votre corps. Grâce au tableau page suivante, vous allez comprendre ce que sécrète votre organisme et à quelle heure, ainsi que ses besoins, pour que la « machine puisse fonctionner » correctement durant 24 heures (durée d'un cycle pour l'homme, influencé bien sûr par la durée de rotation de la Terre). C'est en fonction de ces besoins que vous pourrez apporter à votre corps les bons aliments nécessaires à son énergie.

LES FONCTIONS DE L'ORGANISME

Le matin	Forte sécrétion de **lipases*** afin d'utiliser les graisses pour fabriquer les parois cellulaires. Sécrétion des **protéases*** pour entamer ce processus de fabrication. Sécrétion d'**insuline*** et mise en route de l'utilisation des sucres lents afin d'assurer progressivement les transferts.
À midi	Sécrétion des protéases et des **amylases***, mises en place des **protéines cellulaires***, stockage des **réserves protéiniques*** et des globulines de défense.
L'après-midi	Apparition d'un pic d'**insuline*** permettant l'utilisation des sucres rapides et semi-rapides pour éviter le déstockage des protéines et compenser la fatigue liée au fonctionnement des organes.

Le soir	Moins de sécrétions digestives, ce qui ralentit l'assimilation des aliments. Et comme on métabolise peu, on va stocker !
	Pour résumer, si l'on veut rester mince, il faut fournir à son corps ce qu'il réclame à la bonne heure : • gras, le matin ; • dense, le midi ; • sucré, l'après-midi ; • léger, le soir. Pour cela, il faut faire passer le besoin avant l'envie, le nécessaire avant l'agréable, mais en conservant toujours la notion de plaisir.

Bien choisir ses aliments

Adopter la Chrononutrition® signifie qu'on va manger de tout, agréablement, à condition que les aliments soient bons, sains, naturels et préparés simplement. Si j'attache de l'importance au fait que les aliments doivent être préparés naturellement, c'est pour un certain nombre de raisons.

- Les plats tout prêts sont souvent gorgés d'additifs peu recommandés pour le bon fonctionnement de l'organisme, même si on ne compte pas les calories dans cette méthode.

- Il est important de manger avec plaisir ce qu'on aura cuisiné pour vous et/ou cuisiner vous-même avec le même plaisir.

- On ne répétera jamais assez que, quand cela est possible, mieux vaut acheter sa viande chez le boucher, ses légumes au marché, son poisson chez le poissonnier.

- Enfin, il faut éviter toutes carences, fréquentes dans de nombreux régimes. Pour cela, l'alimentation naturelle conseillée par la Chrononutrition® permet de varier les plaisirs avec ses multiples recettes et apporte à votre organisme toutes les vitamines nécessaires.

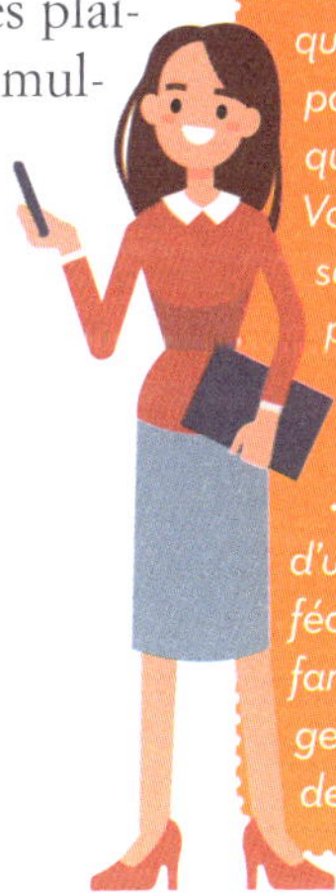

Mes conseils aux femmes

· Je vous déconseille donc fortement de vous nourrir exclusivement d'aliments peu caloriques (légumes, crudités), ceux-ci ne rassasient pas suffisamment (on grignote ensuite parce que l'on est affamé) et font gonfler le ventre et les hanches.
· En revanche, fournissez de l'énergie à votre corps avec des plats riches, aux moments de la journée auxquels l'organisme assimilera parfaitement les calories que vous lui aurez fournies. Vous sortirez de table rassasiées et ne serez pas ou plus obligées de grignoter n'importe quoi en dehors des repas.
· Au lieu de sortir frustrées d'un repas de légumes ou de féculents et rapidement affamées après celui-ci, mangez donc une grosse pièce de bœuf et des frites.

Pourquoi mincir ne veut pas dire maigrir

Tout simplement parce que mincir vous permettra de perdre le gras et l'eau que vous avez accumulés inutilement dans votre organisme, sans risque de carence et sans puiser dans votre masse musculaire.

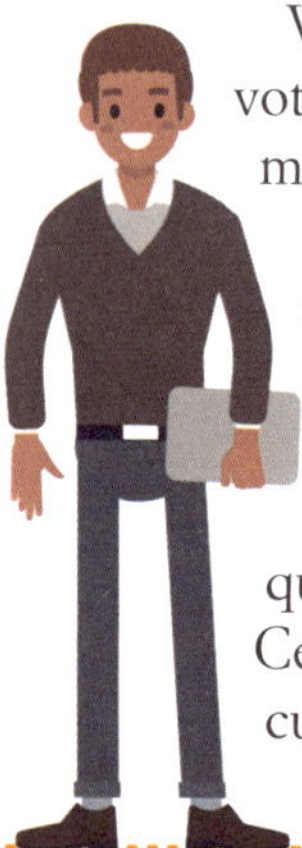

Vous retrouverez donc sans nuire à votre santé une silhouette élégante en même temps qu'une parfaite santé.

Alors qu'à l'inverse maigrir vous fera perdre vos muscles, et vous subirez des carences vitaminiques, prioritairement en vitamines liposolubles, par manque d'apport quotidien de gras en quantité correcte. Cela s'accompagnant d'une fonte musculaire, tout régime carentiel obligeant votre corps à aller puiser de l'énergie dans ces réserves naturelles en protéines.

Mes conseils aux hommes

• Gardez-vous bien de vous goinfrer de sucres lents à n'importe quel moment de la journée et surtout le soir !
• Cessez de croire que boire deux fois par jour un verre de vin ou toute autre boisson alcoolisée est sans danger pour votre poids, votre volume et surtout votre santé.

Ne vous comparez plus aux autres

Pour bien gérer ce changement parfois radical de vos habitudes alimentaires :

- **Ne pensez plus à votre poids d'abord mais à votre volume**, donc pas aux kilos mais aux centimètres à perdre. Vous verrez plus loin que vous pourrez aussi adapter cette méthode en fonction de votre silhouette, qui se traduit par un schéma mathématique : votre morphotype.

- **Ne comparez avec personne l'évolution de vos formes et de vos kilos, surtout avec le sexe opposé !** En effet la Chrononutrition® va permettre aux femmes de perdre initialement plus de volume que de poids, ce qui au début peut être perturbant pour elles si elles montent tous les jours sur la balance, tandis que les hommes perdront inversement au départ plus de poids que du volume.

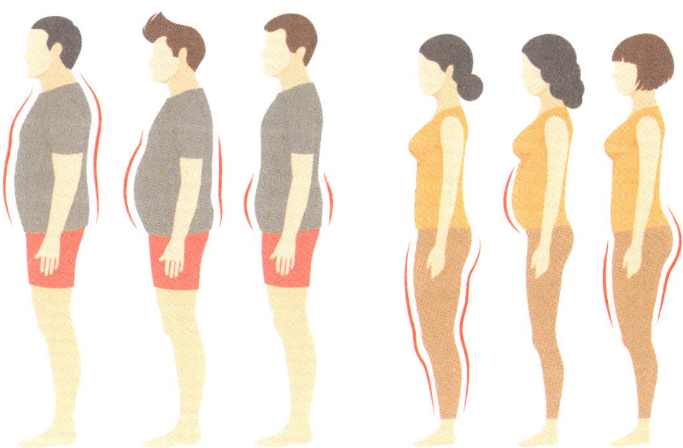

Il n'y a rien de mystérieux là-dedans, c'est tout simplement parce que les femmes ont tendance à manger léger pour ne pas prendre de poids, avec pour conséquence que celles-ci grossiront beaucoup plus qu'elles ne s'alourdiront.

Alors que les hommes ne se soucient pas de prendre du poids pourvu qu'ils se sentent bien… jusqu'à ce que des soucis de santé leur fassent comprendre qu'ils sont devenus vraiment beaucoup trop gros et surtout beaucoup trop lourds !

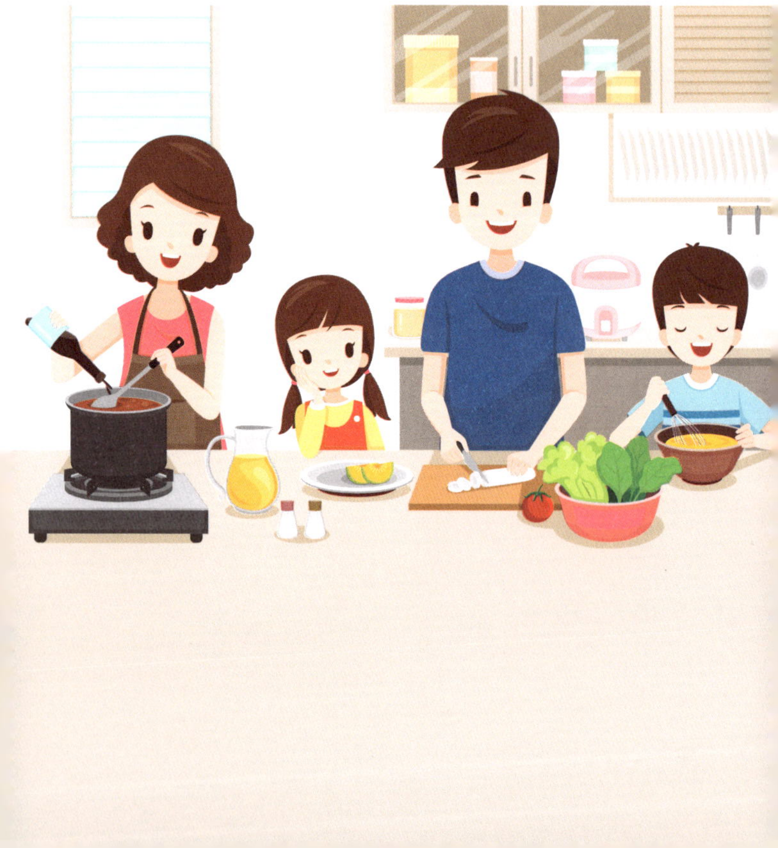

Chapitre 2

LES DIFFÉRENTS REPAS

Avant d'entamer votre journée de Chrono-nutrition®, vous devez d'abord connaître les aliments interdits.

Mais ne croyez surtout pas que ce sont ceux qui nourrissent trop bien, selon les critères des diététiciens ! Ils seront au contraire privilégiés dans votre alimentation quotidienne.

Car le but de la Chrononutrition® n'est pas de vous faire maigrir, mais de vous amener définitivement au top des formes du poids et de la santé.

En revanche, je vous conseille d'éliminer de vos habitudes alimentaires les aliments qui vous empêcheraient d'avoir un corps parfait, tant sur le plan de l'esthétique que de la santé.

Il n'y en a pas beaucoup, mais les enlever de votre alimentation sera définitif… et cet interdit n'est pas négociable !

Ne passez pas à côté d'un repas de fête

Sachez que vous pourrez une ou deux fois dans la semaine vous régaler avec un repas de fête.

Vous pourrez alors manger tous les aliments qui ne sont pas présents dans votre programme nutritionnel quotidien, y compris les alcools et le vin, mais attention ! les interdits resteront interdits !
Et si vous choisissez de faire un autre repas de fête, ou si les circonstances vous y obligent, veillez à ce que celui-ci soit toujours un déjeuner afin de pouvoir supprimer le goûter et le dîner. Quitte à prendre une barre, un sachet ou un stick de chrono-protéines si vous avez faim avant d'aller vous coucher, ou si une sensation de faim vous réveille dans la nuit.

LES INTERDITS

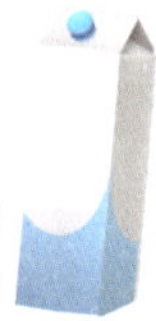

1. **Tous les laitages contenant du lactose** et/ou des facteurs de croissance sont à bannir définitivement : lait, yaourt, fromage blanc, fromage frais, Yop, Activia, Actimel, petits-suisses, Boursin, Chavroux, Carré Frais Gervais, etc.

Pour faire plus simple et surtout pour ne pas risquer de faire des erreurs, supprimez sans état d'âme tout aliment lacté autre que les fromages

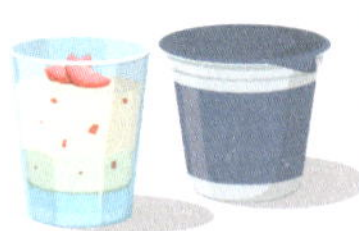

fermentés, à pâte dure, à pâte cuite, ainsi que la crème et le beurre, lesquels ne devront contenir aucun élément additionnel.

On ne supprimera donc pas tous les laitages, mais seulement ceux qui peuvent nuire à votre santé.

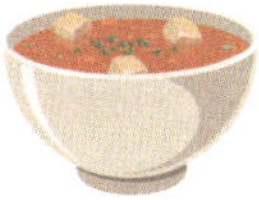

2. Les potages, soupes, bouillons et autres préparations comprenant la totalité du liquide dans lequel on a fait cuire les aliments, qu'il s'agisse de viande, de féculents, ou de légumes.

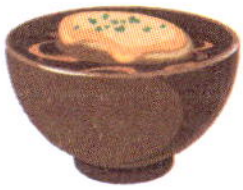

3. Tout aliment de régime, ou soi-disant diététique et toute préparation alimentaire industrielle, ce qui exclut bien évidemment d'une alimentation équilibrée les kebabs, McDo, sandwicheries et autres usines à bouffe dans les plats desquels entre une beaucoup trop grande part de sucres lents.

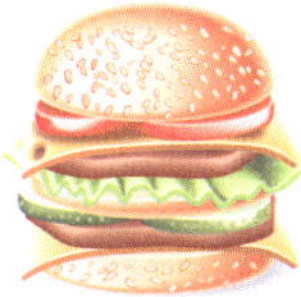

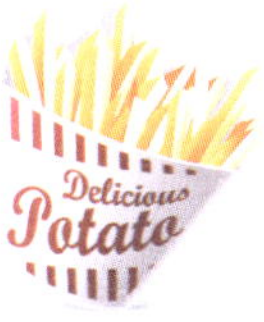

N'oubliez pas que cela exclut également toutes les boissons artificielles mises au point par une industrie agroalimentaire aussi inventive que pernicieuse pour la santé.

4. Toutes les sauces sucrées, comme le ketchup, la sauce soja, barbecue, aigre-douce, algérienne, la moutarde au sucre… J'en passe et des… pires sans doute !

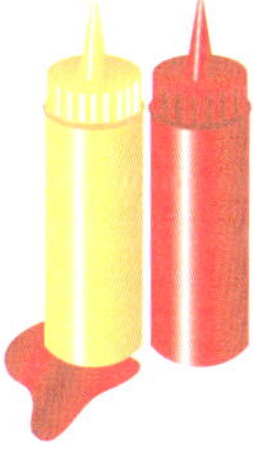

BIEN SE NOURRIR

Les bons aliments…

LES ALIMENTS PRINCIPAUX

Fromages
Viandes
Poissons et fruits de mer

LES ALIMENTS ADDITIONNELS

Corps gras animaux et végétaux
Sauces
Épices
Condiments

LES ALIMENTS COMPLÉMENTAIRES

Pain
Féculents
Gras végétaux
Fruits et dérivé sucrés

LES BOISSONS

Eau
Thé
Café
Tisanes
Infusions

Au bon moment

PETIT DÉJEUNER

Fromage
Pain
Huile ou beurre

GOÛTER

Une barre de chrono-protéines
Un oléagineux (avocat, noix, amandes, noix de cajou…)
Un fruit, ou jus de fruit, ou une compote

DÉJEUNER	DÎNER
Une viande	Poissons ou fruits de mer,
Un féculent	ou viande blanche
Sauce, épices	Légumes cuits
et condiments	ou crudités
	ou salade verte
	Sauces, épices,
	ou condiments

Ne jamais manger

- Du pain et du fromage, mais du fromage et du pain.
- Des féculents et de la viande, mais de la viande et un féculent.
- Des légumes et du poisson ou des fruits de mer, mais du poisson ou des fruits de mer et un légume.

Ne pas manger uniquement l'aliment principal

- Toujours y ajouter un aliment complémentaire et un aliment additionnel.
- Ne pas dépasser les quantités conseillées.

Donner la priorité aux aliments principaux

- Fromage à volonté au petit déjeuner.
- Viande à volonté au déjeuner.
- Poisson ou fruits de mer à volonté le soir.

Avertissement

J'ai apporté beaucoup plus de liberté dans la gestion de la quantité de fromage au petit déjeuner et de viande au déjeuner.

Cette évolution venant compléter la liberté de manger autant de poisson ou de fruits de mer au dîner qu'il en faudra pour vous rassasier complètement.

Si je prends la précaution de vous avertir, c'est tout simplement parce qu'à chaque fois que je fais évoluer la Chrononutrition®, une armée de ritualistes se croit obligée de me rappeler qu'à telle ou telle époque je n'ai pas dit la même chose.

Eh bien oui ! Dans le domaine des sciences, dont fait partie la Chrononutrition®, l'évolution est liée au cheminement intellectuel du raisonnement, ce qui permet d'affiner encore la méthodologie et de parvenir à de meilleurs résultats, dans l'immédiat et plus encore dans la durée.

Rassurez-vous, l'essentiel de la Chrononutrition® reste exactement ce que cela a toujours été,

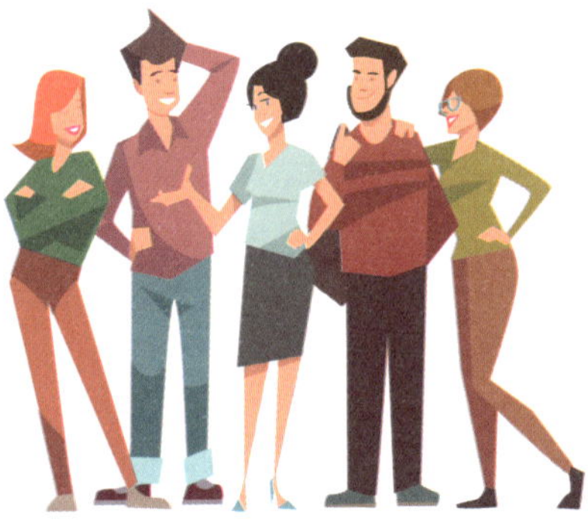

je vous ai simplement apporté dans celle-ci plus de facilité dans sa gestion.

Vous allez pouvoir ainsi compléter vos connaissances sur l'organisation et le déroulement quotidien de la Chrononutrition®.

Et vous, les nouveaux lecteurs et lectrices, allez apprendre en quoi consiste et comment se déroule une journée de Chrononutrition®.

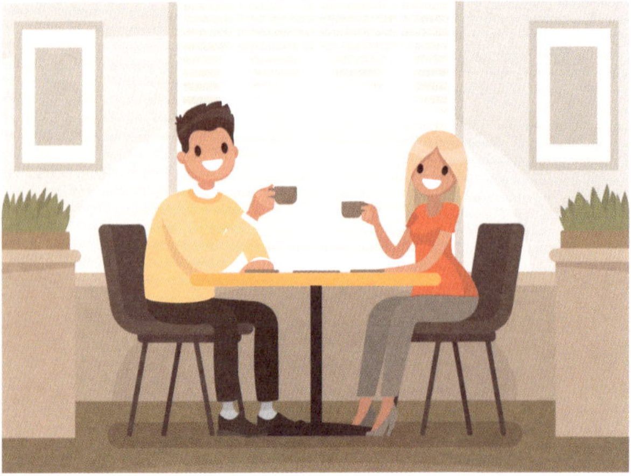

LE PETIT DÉJEUNER

Celui-ci sera composé de fromage et de pain, tartiné d'huile d'olive ou de beurre.

Priorités aux gras saturés

Le petit déjeuner est le repas de démarrage de votre journée, il va conditionner la réussite de celle-ci. Et contrairement aux idées reçues, c'est le plus important de tous.

C'est grâce à ce repas, qui peut être rapide mais très nourrissant, que vous tiendrez toute la matinée sans fringale, ni baisse de forme. Il est le fournisseur d'énergie qui va aider votre organisme à construire notamment les parois de nouvelles cellules pendant son sommeil. Pour cela, il associera, dans l'ordre d'importance, des gras saturés, des protéines et des sucres lents.

Tous les fromages que vous voudrez, pourvu qu'ils soient bien gras, surtout si vous souffrez d'hypercholestérolémie. Le fromage est un véritable médicament pour lutter contre celle-ci.

Dès les années 1990, j'ai pu constater que la consommation de fromage le matin avait un effet bénéfique sur le cholestérol. Depuis quelques années, des équipes de biologistes ont découvert que le fromage, **à condition d'être consommé dans l'heure qui suit le lever**, bloque, en effet, la fabrication de la HMG-coenzyme A réductase, enzyme chargée par l'organisme d'activer la fabrication de cholestérol.

Donc pas de risque d'hypercholestérolémie, mais au contraire une normalisation de celle-ci et une amélioration de l'équilibre métabolique, grâce à une diminution du mauvais cholestérol – le LDL – et une augmentation du bon, le HDL.

Et une question très intéressante qui mériterait d'être étudiée par les équipes de chercheurs : chez les sujets consommant une grande quantité de fromage dans l'heure qui suit le lever, la diminution possible dans cette population des pourcentages de fabrication du cholestérol par l'organisme, estimé actuellement de 75 à 85 % de la totalité des cholestérols.

La bonne part de fromage

Vous devrez en manger au moins la quantité correspondant en grammes à votre hauteur en centimètres moins 70, jamais moins. Soit 100 g de fromage pour une personne – homme ou femme – mesurant 1,70 m.

Ce qui est d'autant plus probable car cette ingestion importante de protéines et surtout de gras saturés, non seulement ne provoque pas de somnolence après ce repas, mais permet de faire disparaître complètement toute fringale, voire les malaises d'hypoglycémie en milieu de matinée constatés chez les personnes dont le petit déjeuner est insuffisant et/ou beaucoup trop sucré.

En supprimant le travail très important de fabrication du cholestérol, on peut supposer que l'organisme se fatigue beaucoup moins et peut ainsi mieux résister à la dépense d'énergie d'une matinée active.

Seul problème du fromage du matin, l'existence d'une hypertension obligeant à supprimer ceux qui sont trop riches en sel de sodium, notamment les fromages durs et les bleus.

Une des nouveautés de ce livre est que je vous conseille d'augmenter les quantités afin que vous n'ayez pas faim pendant les cinq heures suivant le petit déjeuner.

Rassurez-vous, c'est face aux difficultés de certaines personnes à gérer leur matinée que j'ai eu l'idée de leur proposer cette solution et le résultat a été très positif.

Le fromage en bonne quantité

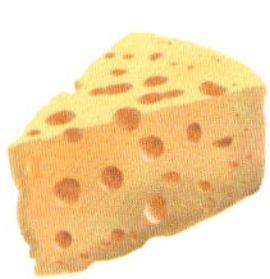

1. Parce que les biologistes savent depuis plus de 40 ans que l'organisme humain a un besoin vital d'environ 30 g de lipides purs par jour.

Ce qui équivaut, pour une personne mesurant 170 cm à :

- au moins 100 g de fromage bien gras,
- ou au moins 200 g de charcuterie grasse,
- ou au moins trois œufs et 100 g de lard fumé ou lardons.

2. Parce qu'il vous faudra environ 12 heures pour métaboliser ces gras saturés après les avoir digérés et les transformer en gras polyinsaturés.

Le petit déjeuner est donc, contrairement à une idée reçue, le moment idéal pour apporter à l'organisme une grande quantité de gras saturés, afin que le corps ait le temps de les transformer avant la nuit, période pendant laquelle il va se reconstruire en utilisant tous les nutriments qu'il aura métabolisés au cours de la journée.

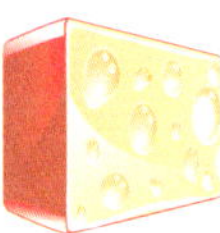

Consommé le matin, le fromage est un vrai régal.

En revanche, ne prenez pas l'habitude (ou perdez-la !) de manger du fromage ou de la charcuterie le soir, car dans ce cas, ne pouvant les métaboliser en temps utile pour les utiliser, vous serez obligé de les stocker.

Votre organisme commençant à déployer toute son énergie pour se reconstruire pendant votre période de repos physique total, ne pourra pas en même temps effectuer un travail de digestion. Il effectuera alors un travail de stockage en même temps que son travail de reconstruction.

Voilà pourquoi si vous mangez très gras le soir vous n'aurez pas très faim, voire pas faim du tout le matin, ayant épuisé pendant la nuit vos capacités de digestion.

Ne vous étonnez pas de ressentir des nausées devant des aliments habituellement bien accueillis par votre organisme.

Et surtout – cela ne va pas manquer de vous intéresser – cela explique pourquoi vous pouvez apparemment sans raison ne pas avoir faim le matin, contrairement aux nouvelles habitudes que je vous ai apprises pour ce solide petit déjeuner.

Réfléchissez à ce que vous avez mangé la veille en fin de journée et/ou le soir, vous aurez la réponse à votre éventuel manque d'appétit au lever !

Le pain, aliment complémentaire

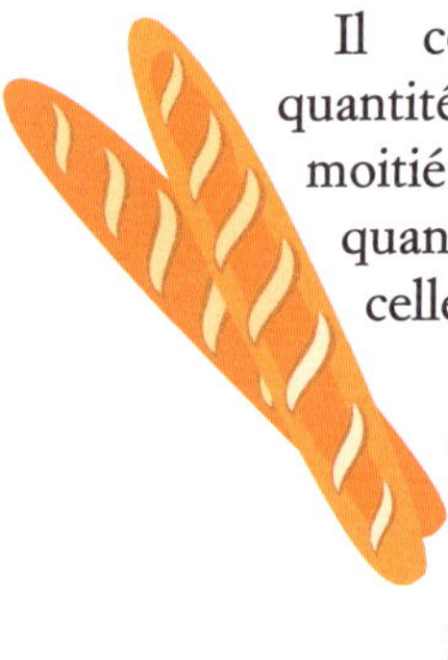

Il convient d'en prendre une quantité équivalente en poids à la moitié de celle du fromage, aussi sa quantité évoluera également comme celle du fromage.

Les sucres lents contenus en quantité notable dans cet aliment vont être utilisés immédiatement par l'organisme pour répondre à la dépense d'énergie des organes, qu'il s'agisse d'une activité intellectuelle ou physique.

Les protéines vont être métabolisées comme les protéines animales pour tenir dans l'organisme des rôles identiques ou complémentaires à celles-ci.

Sans oublier les fibres, élément essentiel pour assurer un bon fonctionnement du transit.

En revanche, si vous ne mangez pas du pain de boulanger, vous risquez d'avoir un réel problème. En effet, il y a aujourd'hui des sucres rapides dans la plupart des pains industriels que vous avez l'habitude de consommer, ou dans les boissons qui les accompagnent, ce qui revient au même.

Pas question de manger des Corn Flakes ou autres préparations céréalières sur lesquels on aura généreusement versé du lait, ou pire encore du chocolat chaud ! Ce serait à coup sûr le meilleur moyen de vous apporter des kilos et des centimètres ! Sans oublier à la longue la survenue d'un diabète et/ou d'une hypercholestérolémie.

Mais les sucres lents du pain sont un carburant parfaitement assimilé. L'essentiel étant qu'ils ne contiennent aucun sucre rapide : oubliez donc viennoiseries et autres pâtisseries, qui sont de véritables ennemies dans notre équilibre métabolique quand elles sont absorbées quotidiennement (vous pourrez vous en accorder à la rigueur au cours d'un repas de fête). Préférez les pains de fabrication artisanale et je vous recommande même de vous en tenir à des baguettes « tradition », qui restent pour moi, grâce à une farine de qualité, de loin les meilleures pour la santé et les plus agréables à consommer.

L'huile d'olive ou le beurre, aliments additionnels

L'huile d'olive : à volonté

On peut mettre autant d'huile d'olive qu'on voudra sur le pain du petit déjeuner, la moyenne conseillée étant de quatre cuillerées à café sur 40 g de pain, soit une cuillerée à café pour 10 g de pain.

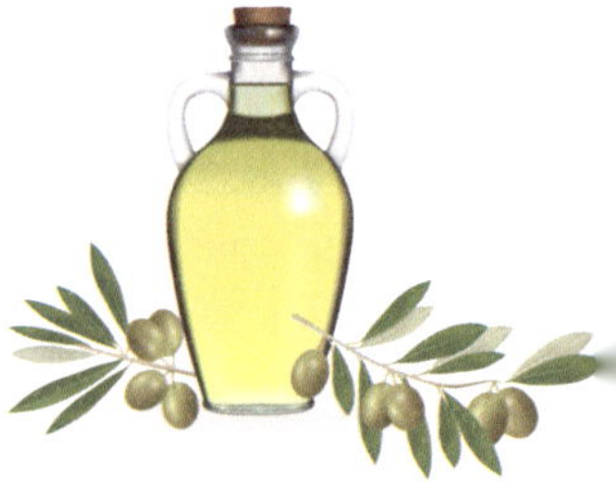

C'est de loin le meilleur assemblage de gras végétaux à déposer sur le pain pour accompagner le fromage.

L'huile d'olive comporte en effet une composition très complexe d'acides gras saturés, mono-insaturés et poly-insaturés, pratiquement tous utiles au bon fonctionnement de l'organisme, qu'il s'agisse de participation à la reconstruction cellulaire nocturne ou à d'autres tâches, notamment le transport d'enzymes, acides aminés, hormones et vitamines.

Je ne vous conseille pas de la remplacer par une autre huile végétale sauf si vraiment vous en détestez le goût, auquel cas vous pouvez composer avec, par

Comment remplacer le pain ?

Si vous n'avez pas de pain de boulanger à votre disposition, sachez que vous pouvez le remplacer par des préparations à base de pâte pâtissière non sucrée que vous pourrez cuisiner à votre guise (tarte, tourte, crêpes salées).

exemple, de l'huile d'arachide, ou une autre huile riche en acides gras saturés.

Ou encore du beurre, mais comme vous allez le voir, il faut consommer celui-ci avec prudence.

Le beurre : en petite quantité

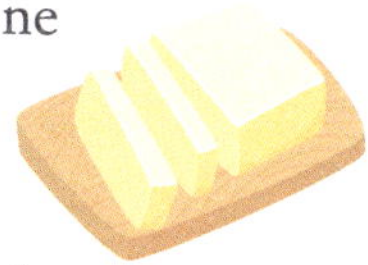

Contrairement à l'huile d'olive, il ne serait pas bon pour votre santé de dépasser une petite quantité de beurre.

Il est d'ailleurs fortement déconseillé dans les cas d'hypercholestérolémie, ainsi que d'inflammations articulaires et de problèmes cardiaques.

Si vous préférez le beurre à l'huile d'olive, quelles que soient votre hauteur et votre activité, ne vous accordez pas plus de 10 à 12 g de beurre pour vos tartines au moment du petit déjeuner, et pas après !

Contrairement à l'huile d'olive, le beurre est en effet composé uniquement d'un grand nombre de gras saturés, dont certains ne sont pas très bons pour les articulations et d'autres formellement interdits aux personnes souffrant d'hypercholestérolémie génétique.

Et gardez-vous bien d'opter pour des versions allégées, dont les composants sont totalement inintéressants d'un point de vue nutritionnel et inefficaces pour lutter contre l'hypercholestérolémie, contrairement à toute la publicité qu'on peut lire, voir et entendre dans les médias. Frais, demi-sel ou salé si on ne souffre pas d'hypertension, ou de rétention d'eau, tous les beurres sont autorisés pourvu qu'il s'agisse d'un bon beurre fermier, idéalement artisanal.

Les boissons

Thé, café ou tisane peuvent être consommés à volonté !

Mais vous ne devez ajouter ni lait, ni sucre. Le lait est un faux ami contenant du lactose, un sucre rapide déconseillé le matin, en revanche vous pouvez très bien mettre de la crème, qui n'en contient pas, dans votre café ou votre thé.

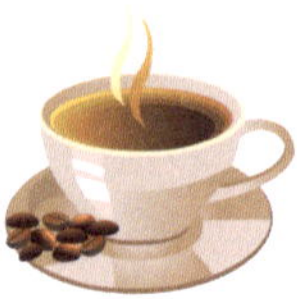

Attention ! Les faux sucres ne pourront pas remplacer le vrai.

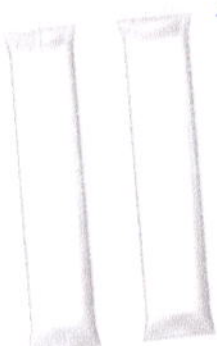

Des études scientifiques récentes ont d'ailleurs confirmé que ces faux sucres sont redoutables pour le fonctionnement du pancréas et particulièrement dangereux pour l'équilibre de la glycémie lorsqu'on souffre d'un diabète. Tout simplement parce que leur présence dans l'organisme met en route certains récepteurs de sapidité.

Il est évident que si vous ressentez un goût de sucré dans vos aliments ou vos boissons, le cerveau enregistrera malheureusement ces signaux comme la présence de sucre dans la circulation sanguine. En conséquence il activera le pancréas endocrine, ce qui risque de lui faire sécréter inutilement de l'insuline et de perturber complètement le cycle de Krebs, chargé d'assurer la métabolisation correcte des sucres.

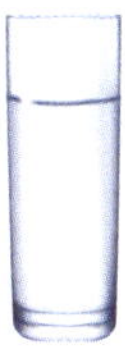

Inutile donc de prendre le moindre risque, d'autant qu'au bout d'une semaine d'abstinence, si quelqu'un de malicieux met un sucre dans votre café, vous le trouverez répugnant !

Si vous n'aimez pas les boissons chaudes, buvez de l'eau, plate ou pétillante. C'est la seule boisson physiologiquement indispensable et elle remplace toute autre boisson sucrée à cette heure de la journée.

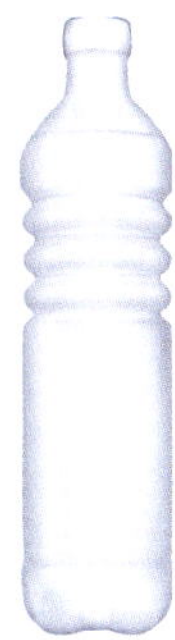

Tout comme les fruits, les confitures, les compotes et les aliments riches en sucre rapide, **les jus de fruits sont totalement interdits au petit déjeuner**.

L'organisme, très friand de cet aliment directement consommable, assimilera prioritairement le sucre et bloquera la métabolisation des corps gras qui seront stockés. Ceux-ci ne pourront donc pas être métabolisés correctement tout au long de la journée **et cette erreur nutritionnelle provoquera deux inconvénients majeurs :**

Il ne faut en effet jamais manger de sucres rapides en même temps que des corps gras saturés, qu'il s'agisse de sucre de betterave, de sucre de canne, de miel, ou de sirop d'érable.

1. Un coup de pompe dans les deux heures suivant le

petit déjeuner (ne vous étonnez plus d'être flagada en milieu de matinée…), les sucres rapides étant très vite consommés par l'organisme.

2. Une faim anormalement dévorante le soir au moment du dîner, le défaut de métabolisation de vos corps gras en temps utile provoquant le soir un signal d'alerte de votre organisme n'ayant pas à sa disposition une quantité suffisante de gras polyinsaturés nécessaires au renouvellement des parois cellulaires pendant la nuit.

Apprenez donc à vous passer de confiture et autres sucreries à ce premier repas de la journée. Vous pourrez les déguster en quantité raisonnable au moment du goûter.

LE DÉJEUNER

Ce repas sera essentiellement constitué de **protéines animales, de protéines végétales et de sucres lents.** Pour être efficace sans perdre du temps et sans compliquer la digestion, on se conformera toute la semaine au plat unique.

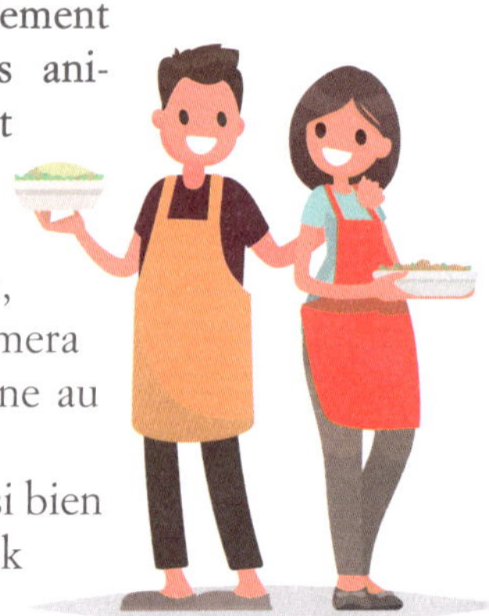

- Rien avant le plat.
- Rien avec.
- Rien après.

Ce sera aussi bien un gros steak frites qu'une

choucroute, ou un demi-poulet chips, le tout étant d'appliquer cette règle à laquelle il ne faudra pas déroger :

La viande est l'aliment essentiel de ce repas et c'est toujours par elle qu'il faut commencer le plat, jusqu'à ce que vous vous sentiez rassasié.

C'est le repas qui va servir à compléter les provisions qu'on a commencé à constituer dans l'heure du réveil.

Là encore vous aurez plus de permissivité qu'auparavant, car je vous conseille d'en augmenter la quantité autant qu'il faudra pour que vous n'ayez pas faim pendant les cinq heures suivant le déjeuner.

Sauf cas particuliers, il n'est pas question de diminuer ces valeurs, mais vous pouvez les augmenter autant que vous en aurez besoin pour assurer une après-midi sans coup de pompe ni fringales précoces.

Bien entendu, la quantité de base conseillée reste la même :
- *un minimum de poids correspondant à votre hauteur plus 100 g pour les hommes ;*
- *un minimum de poids correspondant à votre hauteur plus 70 g pour les femmes.*

Comme je vous l'ai expliqué, j'ai d'abord proposé cette possibilité à des personnes ayant du mal à gérer la matinée, mais je me suis rendu compte que beaucoup d'erreurs en matière d'alimentation en fin de journée et/ou le soir étaient liées au même problème d'apport insuffisant en protéines animales au repas de midi.

Ce n'est donc pas par hasard que la viande est l'aliment principal du déjeuner. La digestion et la métabolisation des viandes durant en effet quatre à six heures suivant la nature de celles que l'on aura consommées, vous comprendrez tout de suite pourquoi mieux vaut en manger à midi plutôt que le soir, sauf si des occupations nocturnes décalent complètement le cycle du sommeil.

Peu importe que le déjeuner soit court, pourvu qu'il soit solide, tout en restant simple, consistant en un plat et rien d'autre. L'essentiel étant qu'il soit suffisamment nourrissant pour vous permettre de ne pas avoir faim pendant au moins les cinq heures qui le suivront. Plus il sera simple moins vous risquerez de ressentir dans l'après-midi des sensations de lourdeur et/ou de somnolence, ni un retour trop précoce de l'appétit.

La viande, aliment principal…

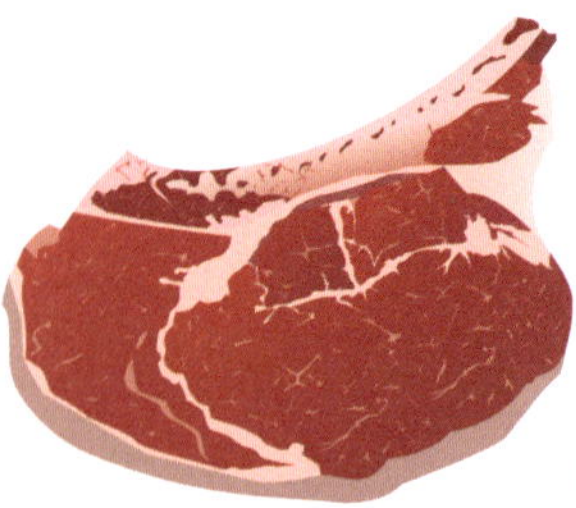

En cas de grosse faim, c'est la part de viande qu'il faut augmenter, jamais les féculents.

Inutile de chercher à consommer les viandes les plus maigres, cela ne servirait qu'à vous faire maigrir et finirait par provoquer des carences en certains acides aminés essentiels, contenus uniquement dans les viandes rouges.

La viande rouge est souvent boudée car la mode actuelle est de croire qu'elle fait grossir, ou qu'elle est mauvaise pour la santé.

Or, à condition de ne jamais en manger le soir, elle est sans danger pour l'organisme, bien au contraire. Grillée ou en sauce, suivez vos envies : le plaisir que vous aurez à déguster une sauce béarnaise avec votre steak aidera à satisfaire votre corps.

À ce sujet, j'ai remarqué que très souvent, quand on dit ne pas aimer la viande, c'est en réalité de la viande rouge que l'on parle, à cause de sa couleur, et de la vue du sang quand elle est grillée.

Si c'est le cas, consommez-la en pot-au-feu, en daube et tout autre moyen de cuisson lui donnant une couleur et un goût qui vous plairont.

En outre, n'oubliez pas que le bœuf n'est pas la seule viande rouge : le canard, le mouton, l'autruche, le bison et le sanglier en font partie.

Donc consommez toutes les viandes que vous voudrez, l'essentiel étant que la quantité en soit suffisante :

Viandes rouges : agneau, bœuf, cheval, mouton, canard, bison, autruche…

Abats : langue, rognon, foie…

Viandes blanches : porc, veau, lapin, volaille (poulet, dinde, pintade…)

Et dégustez-les sous la forme que vous préférez.

Quantité minimum

Pour un homme, 100 g de plus que votre hauteur en cm.

Donc, si vous mesurez 1,70 m = 170 + 100 = 270 g

Pour une femme, 70 g de plus que votre hauteur en cm.

Donc, si vous mesurez 1,70 m = 170 + 70 = 240 g

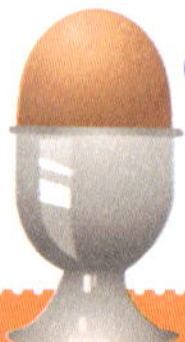

Ou des œufs, à la place de la viande

Si vous mesurez 1,70 m :

pour un homme au moins 5 œufs,

pour une femme au moins 4 œufs.

Cuisinés selon votre goût : en omelette, durs, mollets ou brouillés.

Mais attention à ne pas consommer d'œufs plus d'une fois par semaine et seulement si vous n'en avez pas mangé le matin.

Après la viande, les féculents

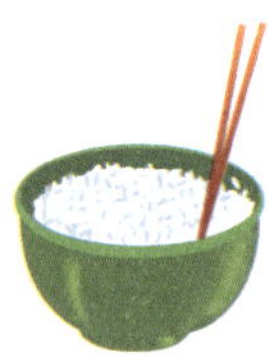

Au maximum

Une box de 25 cl pour un homme mesurant 1,70 m.

Une box de 20 cl pour une femme mesurant 1,70 m.

Pommes de terre, riz, pâtes, semoule et légumes secs accompagneront votre plat pour gérer les efforts de l'après-midi.

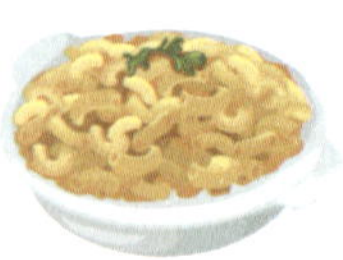

Mais contrairement à la quantité de viande, que vous pouvez augmenter autant que vous avez faim, n'augmentez jamais la part de féculents conseillée.

Vous pouvez les cuisiner à votre guise, avec ou sans sauce.

Les sauces, épices et condiments, aliments additionnels

Ils ne sont pas importants quantitativement, mais qualitativement. Donc à ne pas négliger, mais pas non plus à augmenter au détriment du reste du plat.

Un bon cuisinier ou une bonne cuisinière savent d'ailleurs qu'ajouter trop de sauces, d'épices et/ou de condiments à un plat risque d'en diminuer la qualité gustative, donc le plaisir de le savourer. Tout comme à l'inverse leur absence rendrait le plat affreusement insipide.

Sauces, épices et condiments

Toutes les sauces… sauf bien évidemment celles qui figurent dans les interdits.

Attention ! Certaines vous seront également interdites si vous souffrez de diabète ou de cholestérol[1].

Surtout rien d'autre :

Pas d'entrée.
Pas de salade.
Pas de fromage.
Pas de dessert.
Pas de vin.
Pas de pain.

Quoi qu'il en soit, pensez à varier les plaisirs et les goûts afin de ne pas tomber dans la monotonie, ni dans certaines carences ou excès.

---

1. Lire mes précédents ouvrages sur la gestion de ces troubles métaboliques, parus chez Albin Michel en 2012 et 2015.

Vous sortirez de table rassasié et ne serez pas tenté de grignoter si vous avez pris la précaution de manger les quantités de viande correspondant à votre besoin d'énergie.

LE GOÛTER

Destiné à « recharger les batteries », à vous défatiguer après votre activité physique et/ou intellectuelle de l'après-midi, c'est un moment qu'il ne faut surtout pas négliger.

En permettant à l'organisme de compenser l'énergie dépensée pendant l'après-midi, le goûter va vous permettre de préparer une bonne nuit de repos en ne risquant pas de trop manger le soir.

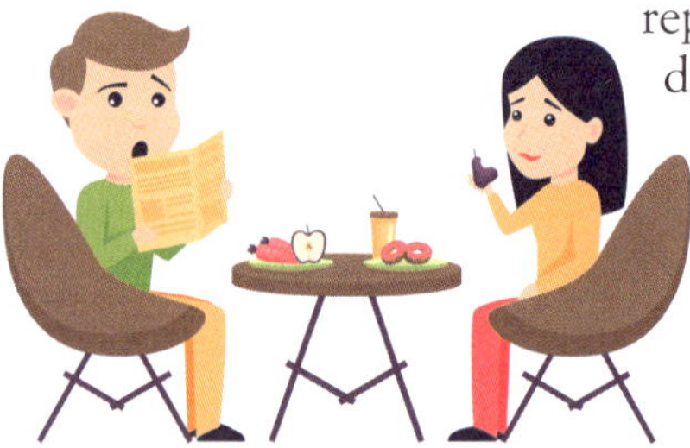

Cela vous permettra de dîner léger, voire ne pas dîner, si vous n'avez pas faim.

Si vous avez déjeuné convenablement, vous ne devriez pas avoir faim durant les quatre heures qui suivent. Si vous avez faim plus tôt, c'est signe que le repas n'a pas été assez nourrissant.

Ce goûter est plus que jamais le moment où l'on doit écouter ce que demande son corps, et manger dès que l'on a faim.

L'idéal sera d'avoir faim environ cinq heures après le déjeuner, mais pour une meilleure programmation de vos apports d'énergie j'ai modifié l'organisation de ce goûter afin qu'il soit parfaitement adapté au moment où vous aurez faim, même très tard. Pour cela j'y ai :

- ajouté un élément supplémentaire, que je réservais auparavant à la pratique du sport et des efforts physiques importants ;
- réduit la part des fruits et des dérivés sucrés afin de ne pas obliger votre pancréas à travailler trop avant son activité nocturne.

Attention !

Surtout pas les barres de céréales vendues à bas prix dans les grandes surfaces. Celles-ci, malgré leur appellation d'hyperprotéinées car enrichies en protéines végétales, contiennent jusqu'à 55 % de sucre.
Contrairement aux barres, sachets, ou sticks de protéines animales qui n'en contiennent que très peu, ou pas du tout.

Des protéines rapidement assimilables

Ce seront tout simplement des barres, des sachets, ou des sticks de tryptophane (protéine issue du lait) disponibles sur le site www.biochrono.net. La même que celle présente en grande quantité dans le fromage.

Un gras végétal

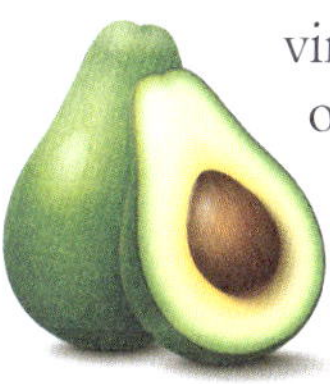

- 1 avocat nature, au sucre ou avec une vinaigrette (à base d'huile de noisette ou d'huile d'olive) ;
- ou une box de 5 cl d'olives noires ou vertes, parfumées, en sauce ou pas ;

- ou une box de 5 cl de noix, amandes, noisettes, cacahuètes (interdites si cholestérol), noix de pécan, pistaches, pourvu qu'elles soient naturelles et surtout peu salées ;
- ou 30 g de chocolat noir à plus de 70 % de cacao (idéalement), mais dans ce cas, jamais plus de deux fois par semaine, et même pas du tout si on est atteint d'hypercholestérolémie.

Et si vous n'aimez rien de tout cela, une grosse cuillerée à soupe d'huile de noix ou de cameline pourront faire l'affaire, surtout si vous pensez à y ajouter deux ou trois gouttes de vinaigre balsamique qui en rehausseront le goût de façon extrêmement agréable.

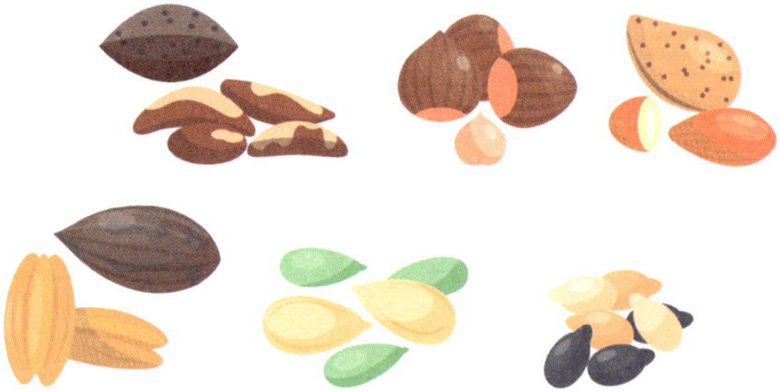

Des fruits ou des dérivés sucrés

- 1 seul fruit (tous sont permis, sauf les bananes et on ne doit surtout pas en manger plus d'un, sauf cas particuliers) ;
- ou une box de 15 cl de compote ;
- ou une pomme cuite au four ;

- ou une box de 10 cl de crème de marrons ;
- ou une box de 15 cl de jus de fruits frais ;
- ou encore 2 ou 3 boules de sorbet quand il fait chaud.

Le goûter est le moment où, exceptionnellement, vous pourrez craquer pour des confiseries sans provoquer trop de dégâts. Vous pouvez alors remplacer les fruits par 4 calissons d'Aix ou 3 marrons glacés ou encore 4 loukoums.

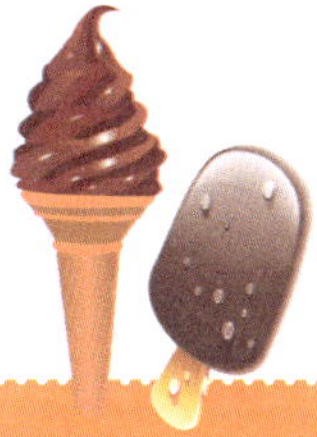

Glace et crème glacée sont formellement interdites !

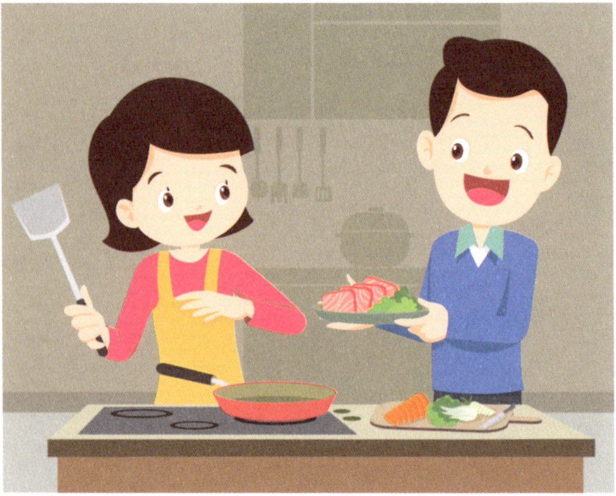

LE DÎNER

Poisson et fruits de mer à l'honneur

Ce repas n'est pas obligatoire, vous ne mangerez que si vous avez faim.

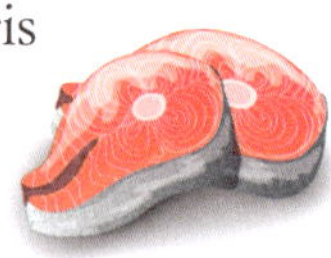

Si vous avez très correctement pris un petit déjeuner, un déjeuner et un goûter au retour de l'appétit, vous n'aurez probablement pas très faim le soir pendant les premières semaines de votre programme de Chrononutrition®.

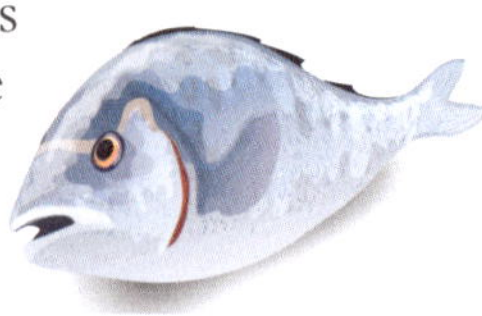

Surtout respectez bien ce manque d'appétit, car cela permettra à votre organisme de mieux se débarrasser la nuit de vos centimètres et de vos kilos en trop.

N'oubliez pas que, si la nuit porte conseil comme le veut le dicton populaire, elle est également bien utile pour vous débarrasser de vos excès en même temps que votre corps se répare et se reconstruit.

Ce dîner sera essentiellement composé de protéines animales légères à métabolisation rapide (poisson, ou fruits de mer, ou viandes blanches) et d'un peu de légumes, de façon à ne pas gêner le travail de reconstruction nocturne de votre organisme, et ainsi de beaucoup mieux dormir.

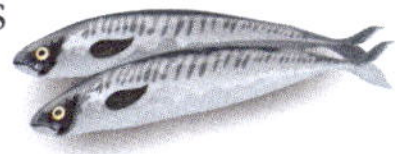

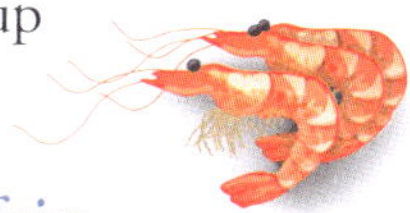

Le poisson : autant que vous avez faim

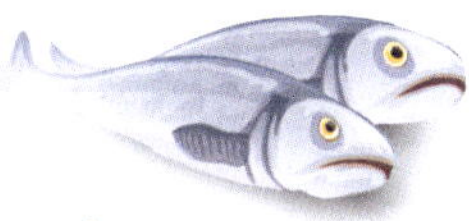

Idéal pour sa légèreté, le poisson est l'aliment principal de ce repas. En effet, même le poisson le plus gras le sera toujours moins qu'une viande maigre. De plus, il ne donne ni fesses, ni taille, ni poitrine. Très digeste, il s'élimine beaucoup plus facilement et rapidement. Si vous avez faim, vous pourrez donc sans danger augmenter la part de poisson à la mesure de votre appétit.

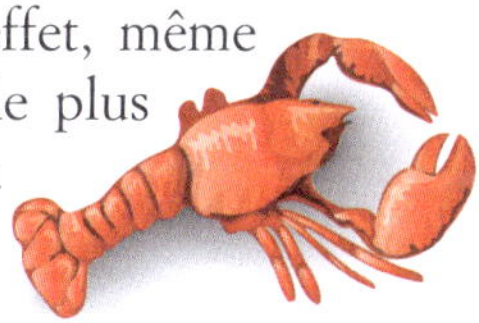

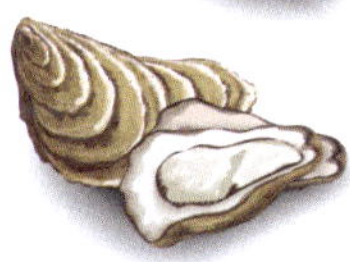

Les fruits de mer : à volonté

Si vous aimez cela, ne vous privez pas d'un tel repas. Sans conséquence pour l'organisme, moules, huîtres, crabes et autres fruits de mer feront un dîner savoureux et léger. Attention, les huîtres sont interdites en cas d'hypertension.

Ce qui vous permettra notamment de régaler sans risque votre famille et/ou vos amis lorsque vous les recevrez.

La viande blanche : en quantité restreinte

La viande, même blanche, étant plus difficile à digérer, vous ne pouvez en manger qu'une quantité limitée (pas plus de 40 g en dessous de votre hauteur).

Évitez toutes les viandes panées, réservées aux petits enfants, et préférez une cuisson au gril, au four ou en papillote afin d'éviter les huiles dénaturées par la cuisson.

Les légumes verts : en quantité raisonnable

Une box de 15 cl si vous les consommez cuits.

Une box de 25 cl si vous les consommez crus.

Ils ne doivent être qu'un simple accompagnement, destiné à apporter des fibres, de l'eau et des oligo-éléments. Consommés en trop grande quantité le soir, les légumes verts riches en eau et sels minéraux sont redoutables pour les fesses, le ventre et les jambes. Ne soyez donc jamais tenté de faire un dîner de légumes verts, grands pourvoyeurs de cellulite.

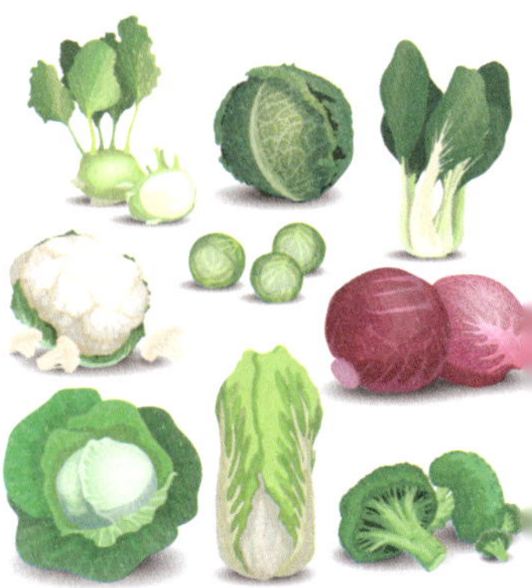

Reconnaître les véritables légumes verts

On consommera le soir les plantes potagères autres que les farineux, leur couleur n'ayant aucune importance :

- racines : navets, betteraves, salsifis, céleris-raves…
- feuilles : choux, épinards, salade, oseille.
- tiges : poireaux, céleris, asperges…
- fleurs : artichauts…
- fruits : courgettes, concombres, poivrons…

Si par extraordinaire, vous êtes pris de fringale en fin de soirée (ce qui signifiera que vous avez mal géré votre programme nutritionnel de la journée) il vous restera la possibilité de prendre une barre ou un stick ou un sachet de protéines chrono.

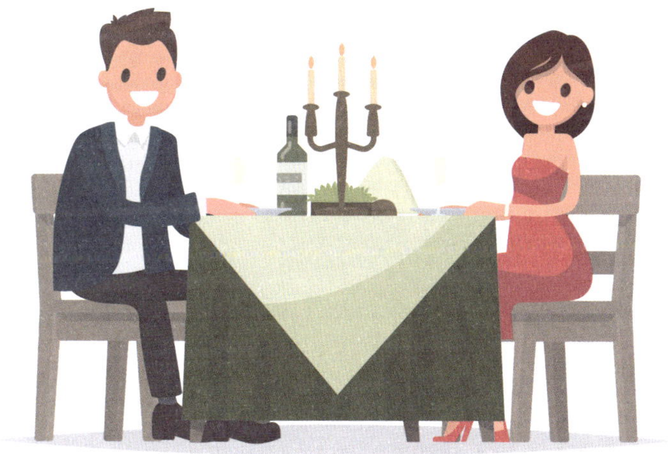

Pour un bon sommeil, évitez tout autre aliment et pour accompagner votre protéine contentez-vous de boire tout simplement de l'eau, ou une tisane, une infusion sans sucre.

Et il n'est bien entendu pas question d'aller manger ou boire quoi que ce soit d'autre.

Le foie et le pancréas sont maintenant occupés, l'un par son travail de nettoyage, l'autre à préparer sa fabrication d'insuline pour la libérer en fin de nuit, laissez-les donc tranquilles si vous voulez passer une nuit paisible.

En revanche, avant de vous endormir réfléchissez aux erreurs que vous avez commises le matin, et/ou le midi et/ou au goûter pour ne pas les reproduire.

LES REPAS « JOKER », UNE OU DEUX FOIS PAR SEMAINE

Ce sont les repas libres destinés à une récréation bien méritée au cours d'une semaine raisonnable.

Il est important pour vous, et pour votre entourage, de savoir « vous lâcher » une ou deux fois dans la semaine, afin de vous récompenser du sérieux que vous avez mis pour bien gérer votre organisme…

Deux précautions en guise de conseils

Ne faites pas ces deux repas de fête le même jour, sans oublier qu'ils n'ont rien d'obligatoire et que si vous n'en avez pas vraiment envie, vous devez résister à la pression plus ou moins insistante de votre entourage.

Si vous faites un deuxième repas de fête, il faudra qu'il soit le midi et, si vous pouvez, supprimez le goûter et le dîner, quitte à compenser un éventuel retour de l'appétit par une barre, un sachet, ou un stick chrono.

Et ne pas enquiquiner vos amis ou vos proches par un excès de sérieux !

Le tout étant de bien s'y prendre pour ne pas détruire tout le travail de remise en forme effectué pendant le reste de la semaine.

Enfin je vous rappelle qu'au cours d'un repas « joker » tout est autorisé, **sauf les interdits, bien entendu !**

Et maintenant que vous savez comment et quand apporter à votre organisme ce qu'il est

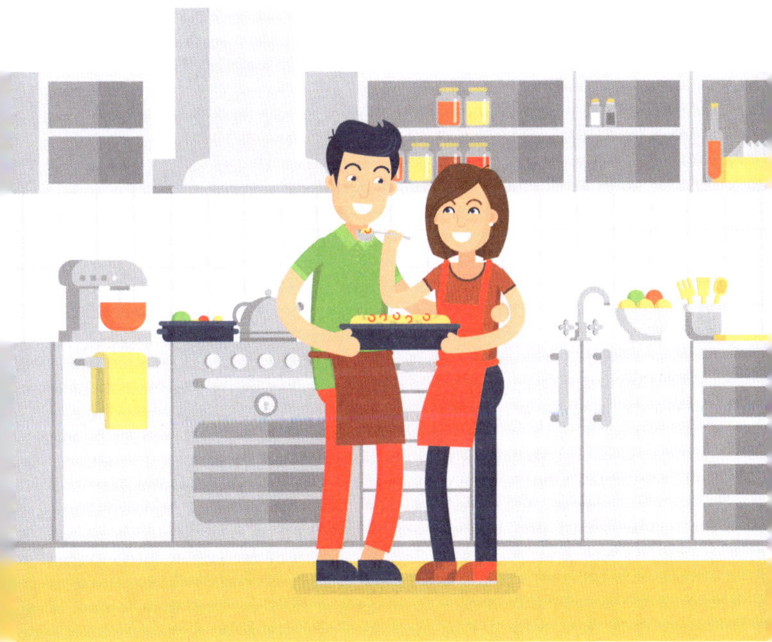

capable d'assimiler ou de stocker, vous voici prêts à attaquer le programme !

Appliquez celui-ci sans stress, en suivant vos goûts dans le listing des aliments proposés à chaque repas.

Si vous savez vous faire plaisir à chaque repas vous pourrez adopter sans peine et définitivement cette programmation parfaitement équilibrée de vos apports alimentaires quotidiens.

Cela est d'autant plus important qu'il faut en même temps que votre entourage puisse manger exactement comme vous et y prenne autant de plaisir que vous.

Vous oublierez totalement et définitivement de vous martyriser et retrouverez la parfaite convivialité des repas où on ne vous regardera plus comme une bête curieuse, ou la victime d'un régime désagréable et fastidieux.

Si vous regardez bien ce que je vous ai autorisé à manger, rien ne vous empêche d'aller vous régaler au restaurant, même en dehors des repas « joker », en prenant le plat qui vous convient.

En veillant simplement à vous faire servir la bonne quantité de l'aliment principal suivant le moment de la journée… et sans dépasser la quantité d'aliments complémentaires recommandée pour accompagner l'aliment principal.

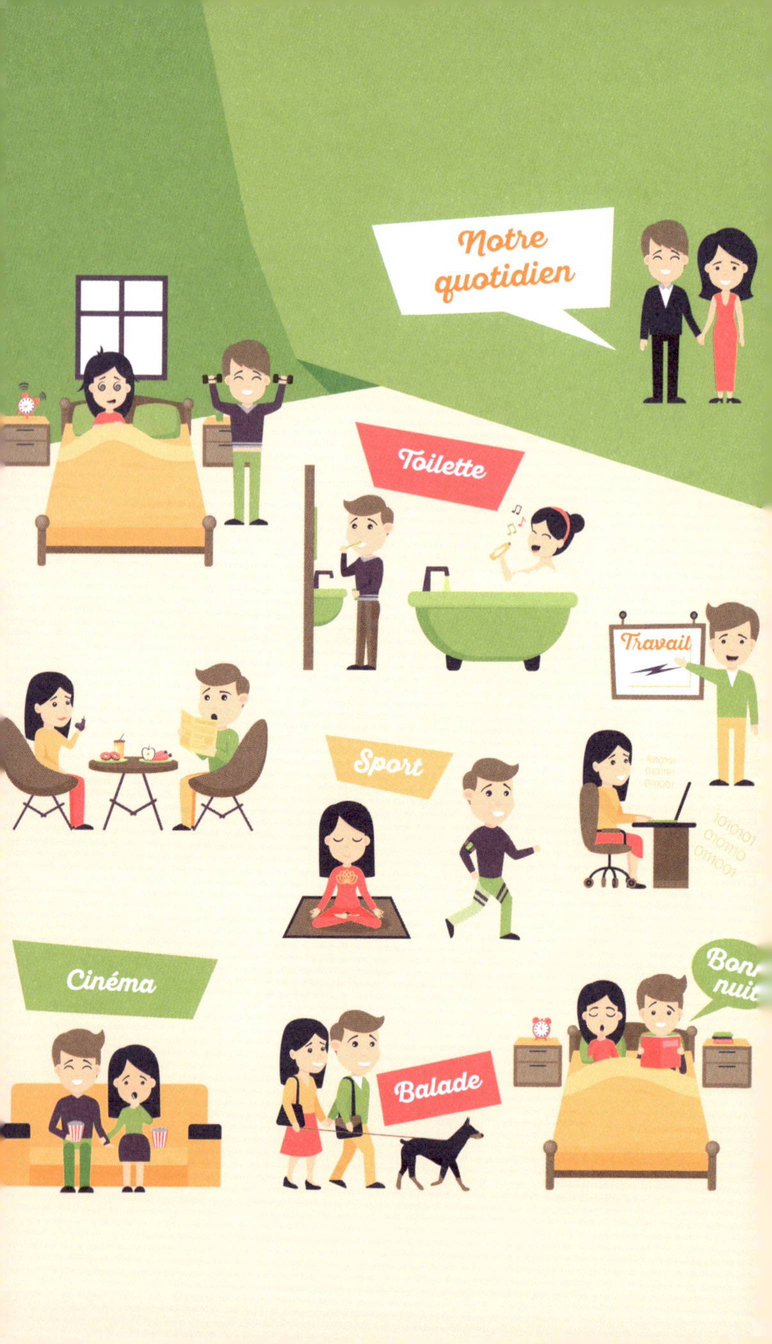

Notre quotidien
Toilette
Travail
Sport
Cinéma
Balade
Bon nuit

Chapitre 3

ADAPTER LA CHRONONUTRITION® AU QUOTIDIEN

LA JOURNÉE TYPE ACTUALISÉE POUR UNE PERSONNE MESURANT 1,70 M

Voici le nouveau programme quotidien de la Chrononutrition®, qui va vous permettre de piloter vous-même matin et midi vos quantités de protéines animales pour calmer votre appétit pendant au moins cinq heures après ces deux repas.

Il va en même temps vous permettre de faire un goûter adapté à votre journée.

Si vous êtes en phase de perte de poids, n'oubliez surtout pas de prendre 2 gélules de Chrono-vita+, complément alimentaire indispensable pour que vous ne fassiez pas de carences, causes fréquentes d'envie de grignoter.

Le matin, vos quantités d'aliments seront :

- **au moins 100 g de fromage**, quantité que vous pourrez augmenter jusqu'à ne plus avoir faim pendant au moins cinq heures après avoir pris votre petit déjeuner ;
- **50 g de baguette tradition**, que vous pourrez augmenter en même temps que le fromage en respectant la moitié du poids de celui-ci : donc 100 g de fromage et 50 g de pain, ou 120 g de fromage et 60 g de pain… ;

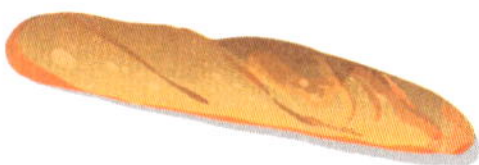

- **3 à 6 cuillerées à café d'huile d'olive sur le pain**, suivant la quantité de celui-ci (ou **12 g de beurre**, que vous éviterez d'augmenter) ;
- thé, ou café, ou infusion, à volonté, sans sucre.

À midi, il est nécessaire de manger, en premier au moins :

240 g de viande rouge, ou 280 g de viande blanche, ou 260 g de magret de canard, ou charcuterie, ou abats pesés crus (= 200 g cuits) que vous pourrez augmenter si vous constatez que vous avez faim moins de cinq heures après le déjeuner.

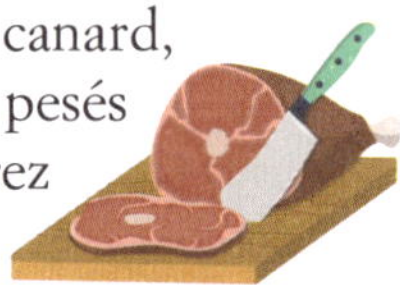

En revanche, toujours après la viande, au plus :
- une box de 25 cl pour un homme et 20 cl pour une femme de féculents cuits ;
- une box de 5 cl de sauce, vinaigrette, épices, condiments.

Au retour de l'appétit dans la journée, ou en fin de journée, on doit goûter :
- **s'il y a plus de 6 heures** que vous avez déjeuné, même juste avant le repas du soir, ce sera obligatoirement un sachet, ou une barre, ou un toast fourré chrono et rien d'autre (vous pourrez dîner dans la demi-heure qui suit, ou ne pas dîner si vous n'avez pas faim) ;
- **s'il y a moins de 6 heures** que vous avez déjeuné, vous pourrez ajouter un avocat, ou une box de 5 cl de noix, noisettes, amandes, noix de pécan ou noix de cajou ;
- **s'il y a moins de 5 heures** que vous avez déjeuné, vous pourrez ajouter également un fruit (sauf banane) ou 15 cl de jus de fruits ou une box de 10 cl de compote.

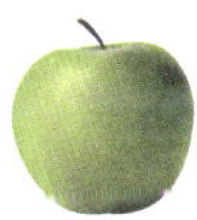

Le soir, après avoir goûté, et seulement si vous avez faim, vous mangerez au choix :
- **soit** autant de poisson ou de fruits de mer que vous avez faim ;
- **soit** une quantité limitée de viande blanche (130 g pesée crue = 110 g cuite) ;

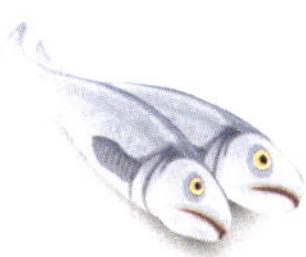

- **avec** une box de 20 cl de légumes cuits, pas plus, ou une box de 25 cl de crudités ou une assiette plate de salade verte.

Vous avez le droit à un ou deux repas « joker » par semaine, pas plus.

Attention : je vous rappelle que le deuxième repas « joker » ne pourra être que le midi et vous devrez ensuite supprimer le goûter et le dîner.

En cas de fringale, vous aurez cependant la possibilité de prendre une barre ou un stick ou un sachet de protéines chrono.

5 RAPPELS BIEN UTILES SUR LES PRINCIPES FONDAMENTAUX

1. Cette alimentation, si vous l'adoptez pour mincir, sera toujours valable pour ne pas regrossir.

Comme vous pouvez le constater, la Chrononutrition® est mieux qu'un régime à utiliser temporairement pour maigrir le plus vite possible, c'est une méthode qui vous permettra de retrouver définitivement des formes les plus proches possible de la perfection (en tout cas agréables à voir !), un poids normal et surtout une parfaite santé.

Tout simplement en vous permettant de corriger vos erreurs alimentaires, sans vous obliger à supprimer les aliments nourrissants et agréables à manger.

Si vous l'adoptez définitivement, votre silhouette et votre poids descendront jusqu'à leur valeur souhaitable, puis ne bougeront plus, tant que vous suivrez correctement votre programme personnel de Chrononutrition®.

2. N'intervertissez jamais l'ordre des repas.

Chaque catégorie d'aliment doit être mangée au moment de la journée où elle sera le mieux métabolisée par l'organisme.

Si on ne suit pas cet ordre dans lequel il faut les manger au cours de la journée, l'organisme les assimilera, bien sûr, mais il ne pourra pas les métaboliser pour les utiliser ensuite.

Il les stockera un peu partout dans votre corps, et malheureusement pour vous, ce sera toujours là où cela ne vous fera pas plaisir !

Ainsi que d'autres petites erreurs soi-disant innocentes consistant à grignoter n'importe quoi à n'importe quel moment de la journée, sous prétexte d'un petit creux.

Le petit creux est toujours présent dans les régimes, quels qu'ils soient, pas dans la chrono !

Donc pas question :

- d'ajouter des fruits ou jus de fruits ou tout aliment sucré au petit déjeuner,
- de manger du poisson au déjeuner au lieu de la viande,
- d'accompagner la viande par des légumes à la place d'un féculent, sauf cas très particulier de troubles métaboliques,
- de terminer le repas de midi ou du soir par un dessert,
- de sauter le goûter sous quelque prétexte que ce soit, d'autant plus que celui-ci a été réorganisé pour vous,
- de manger le soir de la viande rouge, des abats ou des charcuteries,
- de manger des féculents au dîner à la place des légumes...

3. Ne snobez pas les repas de fête.

Vous pouvez, une ou deux fois par semaine, manger et boire tout ce que l'on voudra (**sauf bien sûr les interdits qui sont définitifs et non négociables**) si vous en avez envie.

Mais surtout, ne vous en privez pas, car vous provoqueriez dans la semaine une quantité de petits dérapages consolateurs qui seront bien pires, même si vous vous êtes vraiment « lâché » alors de votre repas « joker » !

En effet, des repas « joker » réussis déclencheront chez vous, en sortant de vos habitudes quotidiennes, les signaux d'alarme de votre organisme. Celui-ci, mis en état d'alerte devant cette alimentation inhabituelle, mettra automatiquement en route tout un système d'évacuation rapide.

En revanche, si vous faites tous les jours de petits écarts, ceux-ci passeront inaperçus.

Les petites erreurs répétitives, pas suffisamment importantes pour déclencher votre système d'alarme, ne seront pas prises en compte par votre organisme.

Ces aliments indésirables ne seront pas évacués mais tranquillement stockés dans votre corps, là encore où cela ne vous fera pas plaisir !

4. Calmez votre faim avec les aliments principaux.

Je vous rappelle que les aliments les plus utiles pour réaliser parfaitement vos apports alimentaires quotidiens sont :

Au petit déjeuner, tous les fromages qu'on voudra (sauf durs ou bleus en cas d'hypertension) et autres aliments riches en gras saturés.

Les gras saturés contiennent en effet la majeure partie des éléments nutritionnels permettant la reconstruction de vos parois cellulaires au cours de la nuit.

Au déjeuner, toutes les viandes qu'on voudra (sauf charcuteries et abats en cas d'hypercholestérolémie).

Les viandes apporteront la majeure partie des éléments qui constitueront pendant votre sommeil l'intérieur des cellules dont les parois viendront d'être nouvellement fabriquées.

Au goûter, priorité à la barre chrono et à un fruit (sauf les fruits trop sucrés en cas de diabète).

En effet, ne confondez pas qualité et quantité. Un seul fruit suffira, vous risquez d'énerver votre pancréas, il faudra surtout le laisser tranquille en ne mangeant plus les fruits au-delà de cinq heures après le déjeuner, et non plus les oléagineux au-delà de six heures après, afin de ne pas provoquer des perturbations dans le fonctionnement de celui-ci.

Au dîner, tous les poissons et fruits de mer qu'on voudra (sauf en cas d'hypertension).

En mangeant du poisson et des fruits de mer avant le coucher on s'assurera un triple avantage :

1. Les poissons et les fruits de mer étant digérés très rapidement, on pourra les manger jusqu'à une demi-heure avant de se coucher sans risquer de passer la nuit à les digérer. Ce qui ne serait pas le cas avec une viande rouge, des abats, de la charcuterie, ou une trop grosse quantité de viande blanche, dont la digestion beaucoup plus longue vous ferait évidemment mal dormir.
2. Les poissons et les fruits de mer contiennent des éléments nutritionnels très bons pour le cerveau, ce qui vous permettra de passer une nuit paisible.
3. Enfin, les poissons et les fruits de mer ont la propriété de n'augmenter ni le poids ni les volumes, ce qui permet d'en manger autant qu'on voudra sans risquer de grossir.

Voilà pourquoi vous pourrez calmer une grosse faim du soir, sans plus jamais avoir peur de grossir.

5. Ce qui est bon pour vous est bon pour les autres.

Apprenez à toute votre famille à manger comme vous, surtout si vous avez des enfants en pleine croissance.

Éduquer ses enfants à mieux équilibrer les repas au cours de la journée, et surtout à privilégier le petit déjeuner, est le meilleur moyen pour qu'ils grandissent en bonne santé.

En résumé !

Le secret pour mincir et rester mince est très simple, il faut tout simplement apprendre à manger :

Le bon aliment,
Au bon moment,
Dans la bonne quantité.

Sans oublier qu'ainsi ils ne risqueront pas, parvenus à l'âge adulte, tous les problèmes de surpoids et de mauvaise santé que rencontre actuellement une forte proportion de la population.

Vous venez d'apprendre ou de réviser tout ce qu'il est utile de savoir pour la Chrononutrition®.

Je vais vous donner quelques conseils pour que vous puissiez maintenant passer de la théorie à la pratique et appliquer cette nouvelle méthode d'alimentation sur le long terme.

Il faudra en effet que vous puissiez faire face à toutes les situations et à toutes les tentations, que vous soyez chez vous, au travail ou en vacances, au restaurant ou à l'hôtel, tout seul ou en famille, dans votre milieu de travail ou avec des amis.

Ce n'est pas évident au départ, mais vous constaterez rapidement que si vous adoptez la Chrononutrition® sans arrière-pensée et sans vous laisser influencer, plus vous l'appliquerez, plus cela deviendra facile de résister aux tentations et de suivre votre programme sans écouter des critiques, des remarques, ou des conseils souvent malvenus, même si c'est parfois avec apparemment les meilleures intentions du monde.

Chez soi

C'est apparemment l'idéal. On a tout à disposition pour mitonner ses petits plats. On peut gérer les quantités de façon personnalisée et sans stress.

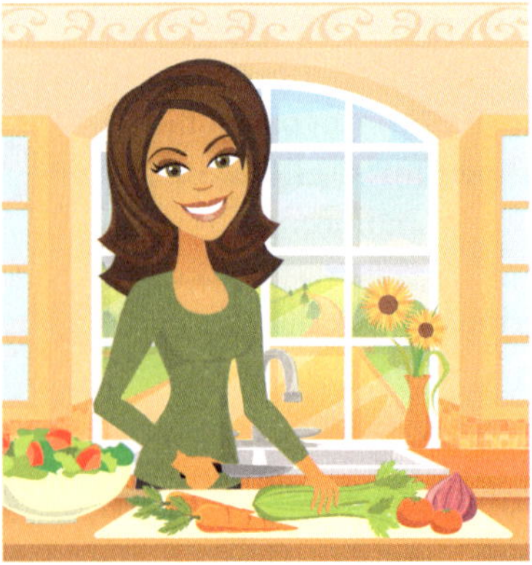

Je pourrais donc être tenté de dire à ceux et celles qui ne travaillent pas, préférez prendre vos repas chez vous et appliquez tranquillement la méthode.

Oui mais, et il y a un gros mais !

Mon expérience personnelle m'a en effet montré que rester à la maison pour écrire mes livres en toute tranquillité a été pour chaque ouvrage, notamment celui-ci, la porte ouverte à tous les grignotages, auquel il m'a fallu apprendre à résister.

En théorie, le fait d'être sédentaire doit amener à réduire les quantités. Mais je me suis aperçu que dans la pratique c'est faux, en raison d'un travail intellectuel intense poussant le cerveau à une importante consommation de sérotonine.

Or, celle-ci résulte de la transformation du tryptophane, lequel est contenu essentiellement dans les aliments principaux.

Si vous êtes sédentaire, faites donc attention à bien manger à votre faim les aliments principaux de chaque repas, fromage, viande et poisson, afin de ne pas vous exposer à cette redoutable tentation des grignotages.

Autre précaution, pensez à sortir de chez vous pour prendre l'air au moins une heure dans la journée et à bien aérer la pièce où vous avez travaillé.

Le taux d'oxygène peut en effet avoir notablement baissé dans celle-ci, surtout si elle n'est pas très grande et si vous l'avez maintenue fermée pendant plusieurs heures. Le mieux est bien évidemment de pratiquer chaque jour une activité physique soutenue, idéalement en fin d'après-midi.

Je vous rappelle que, quels que soient votre poids et votre volume de départ, pendant le week-end vous pourrez (je dirais même vous devrez !) vous récompenser d'une semaine raisonnable par deux repas de fête.

Sauf bien évidemment, si vous n'en avez pas envie.

Ces repas libres vous permettront de vous détendre et de vous mettre au diapason de votre entourage, en ajoutant à votre plat de base apéritif, entrée, fromage, salade, et dessert, sans oublier du vin si cela vous fait plaisir, et même un digestif pour que ce soit la totale !

Attention

Certains efforts physiques ne sont pas recommandés si vous démarrez votre programme de Chrononutrition® avec un surpoids initial très important. Dans ce cas, les meilleures activités physiques seront l'aquagym ou le vélo.

Mais surtout pas des grandes marches, et encore moins des sports où l'on doit courir ou sauter.

Ne vous en faites pas, au bout d'un certain nombre de kilos et de centimètres en moins, votre corps vous dira qu'il a envie de se dégourdir et de gigoter, et là vous pourrez vous lancer progressivement dans une activité physique qui contribuera à remplacer par des muscles le grand pneu que vous avez stocké en général là où cela fait le moins plaisir !

Pouvoir prendre, avec les siens, des repas durant lesquels vous mangerez et boirez ce dont vous avez envie est important.

Vous vous épargnerez ainsi nombre de tentations dans la semaine, qui viendraient obligatoirement vous consoler d'avoir été trop raisonnable pendant le week-end.

Avec les enfants

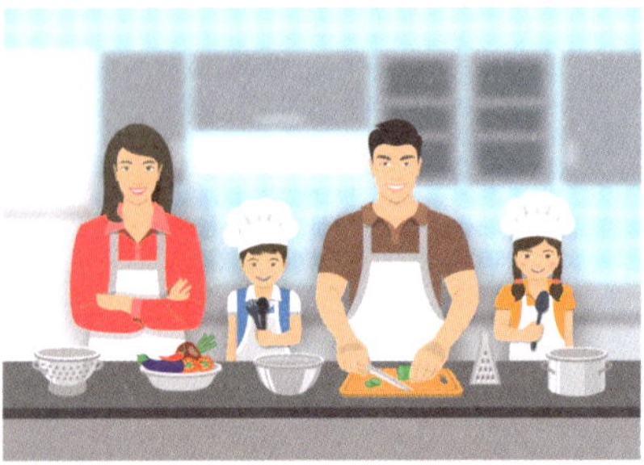

Pour les parents qui sont présents lors des repas de leurs jeunes enfants, la tentation de picorer dans leurs assiettes, ou plus fréquemment, de finir leur repas est un problème qu'il faut absolument éviter sous peine d'échec à plus ou moins brève échéance.

La meilleure façon de l'éviter sera de prendre votre goûter au moment du dîner de vos enfants.

Ainsi, tant qu'ils sont petits, vous partagerez ce moment avec eux, en dégustant votre goûter adapté au temps passé depuis votre repas du midi pendant que ceux-ci mangeront le repas du soir que vous avez préparé pour toute la famille.

Cela aura aussi pour avantage de vous rassasier et vous permettra d'attendre le dîner avec sérénité.

Celui-ci pourra être pris plus tard, si vous avez faim, idéalement au moment où vous aurez à nouveau faim et autant que vous aurez faim.

Ce rituel devra prendre fin quand vos enfants seront en âge d'entrer au collège et devront travailler tous les soirs. En veillant à ce qu'ils travaillent toujours avant le dîner afin d'être bien détendus au moment du coucher.

Avec son conjoint ou sa conjointe

L'idéal est de lui faire adopter la méthode. Après une journée de travail, il lui sera difficile de manger léger ou même se passer de dîner si il ou elle n'a pas mangé de la même façon que vous, surtout après un déjeuner de cantine et une absence de goûter.

Mais vous pourrez cuisiner l'un ou l'autre de délicieuses recettes de poisson ou partager des fruits de mer.

Pour un(e) inconditionnel(le) des repas copieux le soir, il suffira d'en cuisiner autant que nécessaire pour calmer un gros appétit.

Cependant, il est possible qu'il ou elle persiste à vouloir manger à l'envers de la Chrononutrition® ; dans ce cas-là, préparez-lui le plat qui lui plaira et si ça n'est pas vous qui faites la cuisine, demandez-lui gentiment de cuisiner à part votre propre plat.

Si il ou elle refuse, il restera la solution d'un peu de viande blanche froide, ou du poisson en boîte ou des fruits de mer achetés cuits chez le poissonnier.

Bien entendu, vous aurez pris soin de faire en sorte que votre plat soit le plus agréable possible, essayant ainsi de donner envie à votre conjoint de vous copier.

Mais attention, dans ce cas il faudra poser comme condition qu'il ou elle accepte de prendre le matin un déjeuner au moins aussi copieux que le vôtre, sa quantité devant être adaptée à sa stature et son activité.

À l'extérieur

Chez des amis

Le plus simple lorsque vous êtes invité à dîner ou à déjeuner chez des amis est de compter ce repas comme un repas de fête. Ainsi, vous pourrez manger et boire ce que vous voulez, sans avoir à vous expliquer sur vos nouvelles habitudes, ce qui vous permettra de vous détendre complètement, sans être soumis l'une ou l'autre au supplice des questions et/ou des critiques.

Au restaurant

Pour ceux et celles qui prennent leur repas à l'extérieur, voici quelques idées de plats que vous pourrez choisir au menu des restaurants étrangers ou au bistrot.

Ceux-ci vous permettront de ne pas déroger aux règles de la Chrononutrition® sans être obligé

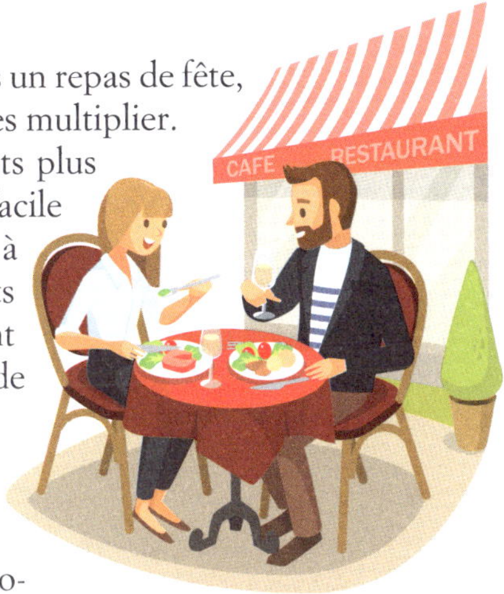

d'entrer à chaque fois un repas de fête, ce qui risquerait de les multiplier.

Pour les restaurants plus traditionnels, il sera facile de faire son choix à midi parmi les plats de viande souvent proposés et garnis de féculents.

Mais n'oubliez pas qu'au restaurant les quantités de protéines dans un plat peuvent ne pas être suffisantes.

L'idéal est tout simplement de demander à ce que l'on vous serve deux portions de viande au lieu d'une.

Une autre solution sera de faire précéder votre plat de viande + féculents par un plat de poisson (attention : un plat, pas une entrée, qui ne serait pas quantitativement suffisante).

Exemples de plats :

- *Poulet-purée.*
- *Entrecôte-frites.*
- *Foie de veau-pommes de terre sautées…*

Un dernier conseil : ne vous laissez jamais tenter par un dessert après le déjeuner. Pour éviter que cela vous tourmente, prenez juste après le plat une barre de protéines chrono (certaines sont un vrai régal !), accompagnée d'un café ou d'un thé non sucré.

TYPES DE MENU AU RESTAURANT

Déjeuner au restaurant chinois

Entrée :
omelette
ou crevettes sautées
ou calamars frits

Plat :
bœuf sauté aux oignons
ou canard laqué
ou poulet au basilic
1 box de 10 à 25 cl de riz nature ou cantonais (selon votre hauteur)

1 thé sans sucre

Déjeuner au restaurant libanais

Entrée :
kebbe boulettes
ou crevettes grillées
ou ailerons de poulet

Plat :
kebab
ou chawarna poulet
ou côtelettes d'agneau
ou brochettes
1 box de 10 à 25 cl de houmous (purée de pois chiches)

1 thé ou 1 café sans sucre

Déjeuner au bistrot

Entrée :
charcuterie : saucisson, pâté (sans pain)

Plat principal :
bœuf bourguignon + pommes de terre
ou steak + frites
ou entrecôte + pommes de terre au four
ou bœuf en daube + gnocchi…
La part de féculents ne doit pas dépasser 1 box de 25 cl

1 café sans sucre

Déjeuner au restaurant italien

Entrée :
charcuterie : mortadelle, coppa, jambon

Plat principal :
escalope de veau au citron
ou foie de veau à la vénitienne
1 box de 10 à 25 cl de pâtes

1 café sans sucre

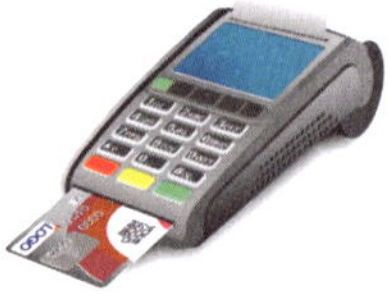

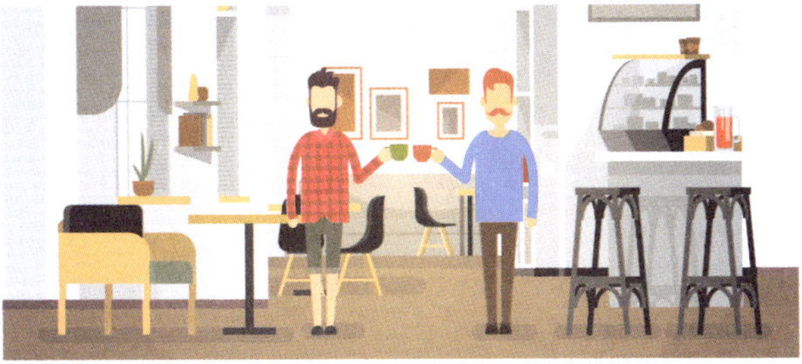

À l'étranger

En voyage, si vous logez à l'hôtel, les buffets ou restaurants font souvent de la nourriture continentale afin de satisfaire toute leur clientèle. Il sera alors facile de suivre la méthode.

Sinon, profitez de la nourriture locale sans vous soucier du reste, en essayant (dans la mesure du possible) de respecter les principes de base, c'est-à-dire de manger gras le matin, dense le midi, sucré l'après-midi et léger le soir.

Astuce pour les petits déjeuners en voyage

Vous avez pu constater comme moi que dans les hôtels aussi bien en France qu'à l'étranger, même étoilés, les fromages du petit déjeuner sont hélas trop souvent peu appétissants, voire parfois quasiment inconsommables. La parade est très simple : au repas du midi et à celui du soir demandez du fromage à la fin du repas et mettez-le dans une petite boîte hermétique afin de pouvoir le consommer au petit déjeuner du lendemain matin. Avec le plus grand plaisir, car contrairement à celui du matin, je peux vous assurer que celui-ci sera toujours de bonne qualité !

Deux cas particuliers

Ceux et celles qui sautent des repas

La Chrononutrition® a l'avantage de réapprendre

à gérer leurs repas à ceux qui en avaient perdu l'habitude.

Notamment :

- Aux adeptes des régimes, dont on a en général complètement désorganisé l'alimentation.
- À celles et ceux qui sont dégoûtés des régimes mais ont pris la mauvaise d'habitude de sauter des repas afin de maigrir plus vite.
- À celles et ceux qui croient intelligent de sauter les repas du matin et/ou du midi, ce qui les pousse à manger exagérément et complètement de travers le soir.

Des repas nécessaires sont ainsi supprimés ou réduits à des aliments qui ne nourrissent pas, ce qui va, à plus ou moins brève échéance, provoquer des carences et une fatigue importante avec, le plus souvent peu de résultats positifs, mais en revanche la plupart du temps des soucis de santé, et en prime un visage et une silhouette peu engageants.

Le problème est qu'il n'est pas toujours facile de les convaincre que l'on peut manger à sa faim et mincir autant qu'il le faudra, en les familiarisant à nouveau avec tous les repas importants dans la liste desquels, à leur grande surprise, seul le dîner peut être supprimé.

La meilleure solution sera d'ailleurs de leur conseiller de commencer par quatre semaines de régime starter (voir mon ouvrage édité par Albin Michel en 2006).

Si on est tenté de sauter le petit déjeuner, c'est qu'on aura trop mangé la veille au soir. La punition dans ce cas sera de s'obliger à manger absolument son petit déjeuner habituel.

Ceux et celles qui grignotent tout le temps

Celles-là et ceux-là m'affirment en général – et en sont persuadés – qu'elles ou ils ne mangent pas beaucoup.

C'est vrai ! Mais ce qu'ils oublient de dire, c'est que si en effet ils ou elles mangent peu à table, ils et elles ne cessent de grignoter toute la journée, et en général jusqu'au coucher.

Vous retrouverez plus loin dans les morphotypes la silhouette que provoque ce genre d'habitudes alimentaires. Cela peut rester assez élégant tant qu'on est jeune mais hélas, en vieillissant cela ne s'arrangera pas !

Quand il s'agit de personnes ayant dépassé la quarantaine, il s'agit le plus souvent de femmes, celles-ci éprouvant alors le besoin de combler certaines insatisfactions avec des aliments les plus sucrés possible, plus faciles à consommer en petites quantités entre les repas. Lesquels deviennent peu construits ou peu conséquents, l'appétit étant coupé en permanence par ces grignotages qui deviendront de plus en plus fréquents en même temps que les repas deviendront qualitativement et quantitativement insuffisants.

Le pire est qu'à l'heure actuelle des gens beaucoup plus jeunes, les hommes comme les femmes, sont poussés à manger par modification progressive de leurs apprentissages alimentaires dans l'enfance.

Quoi qu'il en soit, il va falloir que tous et toutes, jeunes et moins jeunes, réapprennent à mieux manger à l'heure des repas et surtout à gérer les quantités adéquates, afin de ne pas avoir faim en dehors des repas.

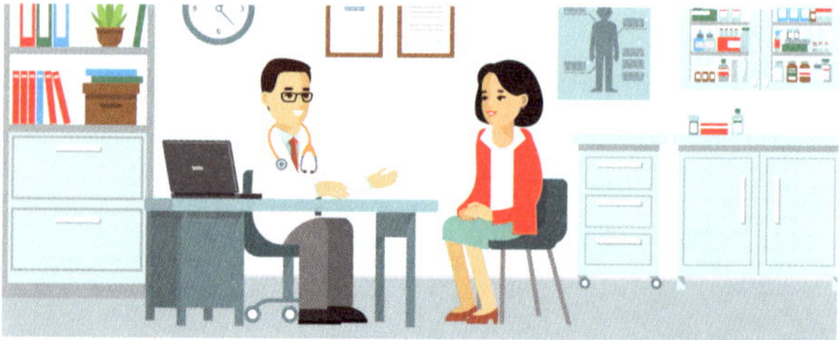

QUELQUES RÉPONSES AUX QUESTIONS QUE VOUS POUVEZ VOUS POSER

→ La consommation d'aliments allégés permet-elle de maigrir plus vite ?

Si vous ne mangez des aliments peu nourrissants, voire pas nourrissants du tout, vous serez sans cesse contraints d'en augmenter les quantités pour satisfaire aux besoins de votre organisme.

Vous prendrez ainsi encore plus de poids et de volume qu'en grignotant, ce qui n'est pas peu !

Vous comprenez donc que la mode des aliments allégés est la pire façon de perdre du volume et du poids.

À l'inverse, pour mincir correctement, il est important de manger le plus dense possible et de privilégier surtout la qualité des aliments. Pour illustrer concrètement cette notion, voici l'exemple des besoins quotidiens en lipides.

Pour satisfaire ses besoins, une personne mesurant 1,70 m doit consommer au moins 100 g de fromage le matin, ce qui correspondra à 500 g de yaourt ou 1 litre de lait par jour.

Soit en un an, 36,5 kg de fromage, c'est-à-dire 182,5 kg de yaourt ou 365 litres de lait.

Cela se passe de commentaires !

→ Comment sait-on après un repas si on a mangé suffisamment ?

Il y a un moyen très simple, qui consiste à calculer le temps entre la fin d'un repas et le moment où la faim se fait ressentir.

Si vous avez faim moins de 4 heures après le petit déjeuner ou le déjeuner, c'est qu'ils ne comportaient pas assez d'aliments principaux.

De même, si dans les 6 heures qui suivent ce repas, vous n'éprouvez pas la sensation de faim, cela veut dire que vous avez trop (ou trop bien !) mangé.

C'est exactement le raisonnement qui m'a poussé à vous proposer le repas évolutif où vous pourrez augmenter autant qu'il le faudra l'aliment principal pour ne pas avoir faim pendant au moins cinq heures après le repas.

Sachant que le programme de base proposera obligatoirement des quantités minimales que vous ne devrez pas diminuer sous peine de maigrir au lieu de mincir.

→ Y a-t-il une consommation d'eau quotidienne à respecter ?

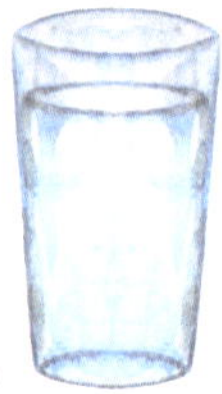

Il n'y a pas de règle précise en ce qui concerne la quantité d'eau que l'on doit boire par jour, dans la mesure où cela va dépendre de nombreux paramètres, le principal étant la température de l'atmosphère. Il est évident que la quantité d'eau à boire va être très différente en saison froide ou chaude.

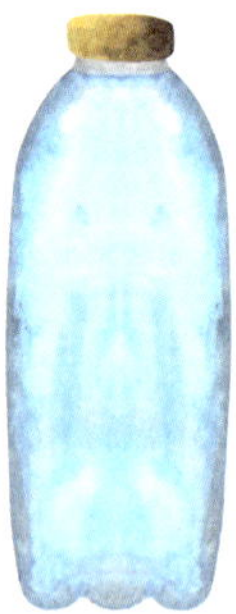

En revanche, je recommande depuis plusieurs années de boire au moins un demi-litre d'eau par repas, y compris au goûter.

La Chrononutrition® comporte en effet principalement des aliments principaux contenant très peu d'eau, et les aliments complémentaires riches en eau sont présents en petite quantité à chaque repas.

J'insiste pour que l'on boive suffisamment à chacun des quatre repas de la journée, afin de permettre aux reins de fonctionner correctement et de pouvoir éliminer régulièrement les toxines déversées dans le sang par les différents organes qui se débarrassent ainsi de leurs déchets.

Et surtout attention aux idées reçues :

- Contrairement à l'opinion répandue, boire ne fait pas maigrir.
- En revanche, boire suffisamment est indispensable pour éliminer les toxines de notre organisme.
- Conseiller aux gens de boire à volonté des eaux soi-disant amaigrissantes est stupide, voire dangereux si on exagère la quantité de certaines eaux, dont la composition en sels minéraux peut être dangereuse pour le cœur, les reins et la circulation sanguine si on les utilise en eaux de table, ce qui poussera à en boire trop chaque jour.

Autrefois, les eaux très minéralisées étaient réservées à la vente en pharmacie, il est regrettable qu'elles soient maintenant en vente libre sans que le grand public soit prévenu de ne pas en abuser.

Pour boire sans risque, l'idéal est d'utiliser des eaux contenant le moins possible de sel de sodium (Cl Na sur les bouteilles) et ni trop ni trop peu d'eaux minéralisées.

Je conseille quatre eaux parmi les plus courantes : Évian, Volvic, Cristaline et Salvetat, la seule eau pétillante pauvre en sel.

Mais il existe d'autres eaux également bien équilibrées en électrolytes et très agréables à boire, moins connues et donc plus difficiles à trouver dans le commerce.

→ Est-ce que la Chrononutrition® provoque une sensation de fatigue ?

C'est exactement l'inverse qui se produit.

En effet, l'effet positif de la Chrononutrition® se fait sentir dans les 48 heures qui suivent son démarrage.

Dès le deuxième jour, la plupart d'entre vous se sentiront en plus grande forme, certains et certaines déborderont même d'énergie et de vitalité.

Cela pour une raison toute simple : la Chrononutrition® permet à l'organisme de se débarrasser des surplus qui alourdissent le corps et le fatiguent, lui apportant une nutrition beaucoup plus efficace pour le fonctionnement de l'organisme que l'alimentation classique.

Si vous voulez une image forte : votre organisme fonctionnait au diesel, la Chrononutrition® lui fournit du super et parfois même, à certains, du kérosène !

Cependant, il y a un cas particulier, celui des personnes comme les femmes en surpoids qui prennent depuis longtemps des neuroleptiques, des corticoïdes, et autres médicaments aux effets secondaires pouvant provoquer des états de fatigue intense, des vertiges, voire des douleurs diffuses, ou d'autres troubles disparates.

Rassurez-vous, cela n'a rien de mystérieux et sera fugace. En effet, dans ce cas, vous êtes tout simplement en train de vous débarrasser de toutes les saletés que votre organisme avait stocké dans la masse grasse, principalement autour du tour de taille (ce fameux pneu qui fait le désespoir de certaines et certains) et qu'il ne parvenait pas éliminer suffisamment vite dans les urines et dans les selles.

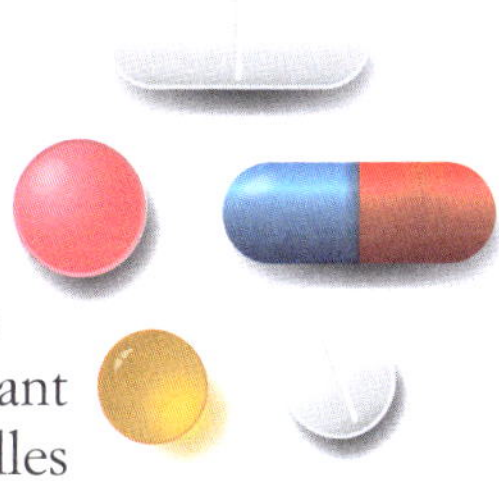

Il est bien évident que toutes ces toxines passeront par le sang après avoir été éliminées des cellules adipeuses et avant d'être éliminées par les reins, elles voyageront notamment au niveau du cerveau.

C'est un phénomène relativement rare que je constate aussi bien chez les hommes que chez les femmes perdant du volume très rapidement.

Si cela se produit, ne vous inquiétez pas, il suffit que vous preniez soin de bien boire votre demi-litre d'eau au cours des repas et d'en rajouter le plus possible entre ceux-ci.

Cela permettra à vos reins d'éliminer plus rapidement ces produits toxiques.

→ Est-ce qu'en maigrissant je vais perdre des muscles ?

Contrairement à de nombreux régimes amaigrissants, il n'y a aucun risque avec la Chrononutrition® de perdre de la masse musculaire.

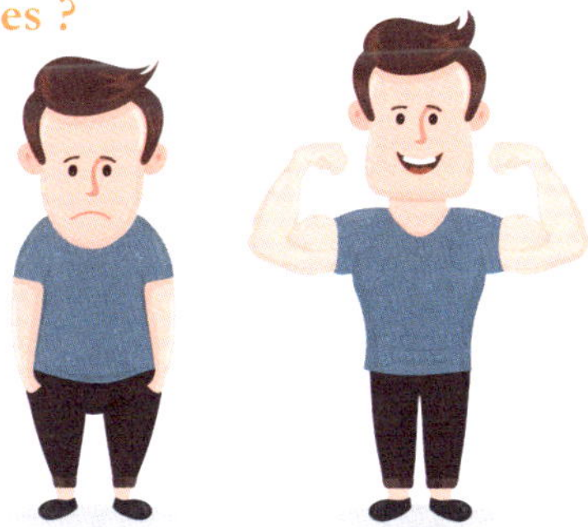

Au contraire, non seulement vous n'allez pas perdre de muscles, mais perdre uniquement du gras et de l'eau.

Et seconde bonne nouvelle, même si vous n'êtes pas fanatique du sport, vous allez reprendre des muscles !

Bien évidemment, ce sera à la condition expresse de manger très exactement comme je vous l'ai conseillé.

→ Faire la fête et suivre les principes de la Chrononutrition® est-il compatible ?

Non seulement cela est compatible, mais c'est même recommandé !

Non pas que la fête entre dans le processus de la Chrononutrition®, mais plutôt parce qu'elle correspond à des besoins physiques et psychologiques qui contribuent à améliorer le processus d'amincissement !

Il est donc indispensable d'entrecouper de repas libres la discipline quotidienne de la Chrononutrition®, **à condition de respecter la fréquence idéale d'un repas par semaine, exceptionnellement deux.**

→ Peut-on ressentir la sensation de faim pendant la nuit si l'on mange peu le soir ?

Là encore, n'oubliez pas que si vous mangez peu, mais avec des aliments denses et de bonne qualité matin et midi, vous ne ressentirez aucune sensation de faim dans la nuit.

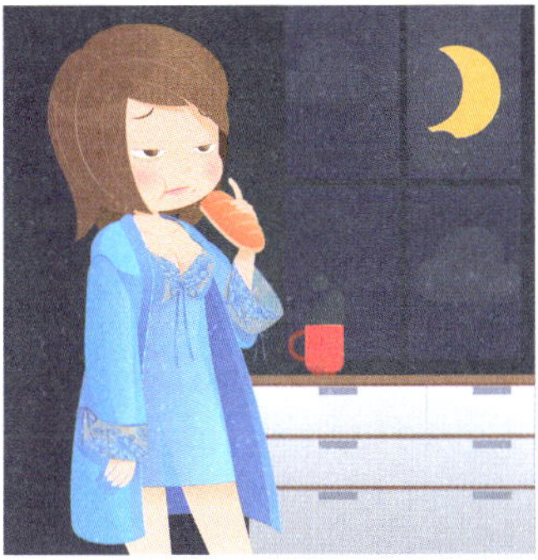

En outre, vous ne devez jamais vous retenir de manger le soir pour maigrir plus vite.

Si cela se produit, vous pourrez combler ces petits creux efficacement à n'importe quelle heure de la nuit, et même le jour, avec une barre, un stick, ou un sachet de protéines chrono.

→ Comment gérer les petits creux ?

Si on suit correctement la Chrononutrition®, il ne peut pas exister de « petit creux » à quelque moment que ce soit de la journée ou de la nuit.

S'ils se produisent ils seront donc révélateurs d'erreurs commises au moment des repas.

Il sera alors essentiel de vérifier de suivre très exactement votre programme, lequel révélera sûrement des dérapages ou des omissions responsables de ce manque précoce entre les repas.

Si rien ne vous paraît anormal, il faudra à ce moment-là consulter un Chrononutritionniste, ou me contacter par mail aux adresses suivantes : contact@irens.fr ou contact@chrono-coaching.fr.

En attendant de trouver la solution pour y mettre fin définitivement, vous pourrez les combler efficacement, à n'importe quelle heure avec une barre, un stick, ou un sachet de protéines chrono, disponibles sur le site www.biochrono.net. Ce sont les bouées de sauvetage qui auront l'avantage d'être efficaces sans risquer de reprendre du poids ou de volume.

→ Que faire si on n'a pas d'appétit le matin ?

Il faudra tout d'abord se forcer à manger le mieux possible, puis veiller le soir suivant à faire un petit dîner essentiellement composé de poisson ou de fruits de mer. Lesquels se digéreront très rapidement et vous permettront d'avoir l'estomac vide au réveil et de retrouver l'appétit normal du matin.

Vous pourrez même ne pas dîner en remplaçant celui-ci si vous avez faim par une barre chrono.

Quoi qu'il en soit, il est extrêmement important que vous fassiez un petit déjeuner nourrissant, car ce repas est essentiel pour la réussite de votre journée. Il est donc important de ne pas le sauter.

Pour vous y habituer progressivement, vous pourrez vous contenter les premiers jours de petites quantités, en veillant jour après jour à les augmenter jusqu'à parvenir au moins aux quantités minimales qui vous sont conseillées.

Pensez également à vérifier si votre dîner de la veille n'a pas été trop copieux, ce qui est souvent le cas lorsque l'on n'a pas faim au lever.

→ N'y a-t-il pas des risques de cholestérol ?

Si vous respectez bien notre programme personnel de Chrononutrition®, non seulement votre taux de cholestérol ne montera pas, mais s'il est trop élevé, il descendra (cf. *Prévenir et traiter le cholestérol grâce à la Chrononutrition*, Albin Michel).

C'est dans ce but que les corps gras saturés seront consommés le matin, idéalement dans l'heure du lever et au maximum deux heures après celui-ci, pour être digérés le plus vite possible, puis métabolisés par l'organisme.

Je rappelle que cette ingestion de gras saturés dans l'heure du lever permettra d'empêcher la sécrétion de la HMG-CoA réductase, un enzyme chargé de mettre en route la fabrication de cholestérol par l'organisme.

Et si l'on fournit à notre corps suffisamment de corps gras au moment où il va évaluer les provisions dont il dispose, celui-ci va réduire sa fabrication permettant à l'organisme de rééquilibrer la balance entre le cholestérol HDL protecteur et le cholestérol LDL dangereux.

→ Doit-on faire faire un bilan médical avant de commencer la Chrononutrition® ?

Oui, c'est impératif pour déceler tout problème éventuel de santé. Il est obligatoire de faire vérifier votre état biologique pour savoir quel programme vous conviendra.

Voici le bilan qu'il faudra vous faire prescrire :

foie : cholestérol, triglycérides, lipasémie, gamma-GT

pancréas endocrine : glycémie, HbA1c

pancréas exocrine : amylasémie

reins : créatinine, acide urique, DFG

sang : Hb, NFS, fer sérique, ferritine

thyroïde : T3, T4

hypophyse : TSH

Je vous conseille vivement de les adresser ensuite à l'Institut de recherche européen sur la nutrition et la santé (IREN'S). Ou de les montrer à un Chrononutritionniste agréé par l'institut, pour que celui-ci puisse établir un programme personnel en fonction des résultats biologiques.

Ce programme peut comporter plus ou moins de restrictions en cas d'anomalies métaboliques constatées.

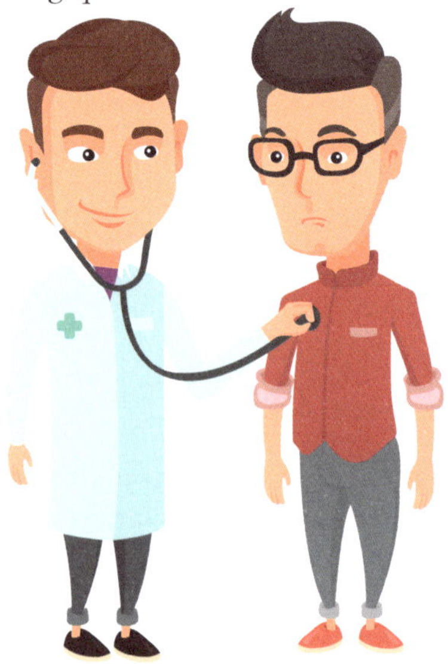

LEXIQUE

Acide urique

Le fonctionnement normal de l'organisme amène celui-ci à produire de l'acide urique. Cet acide est également présent dans certains aliments : ris de veau, rognon, foie… les reins se chargent de l'éliminer. Son taux augmente lors de certaines maladies, comme la goutte. Le dosage de l'acide urique dans le sang en permet de diagnostic.

Amylase

L'amylase est une enzyme digestive sécrétée par le pancréas et les glandes salivaires. Elle permet la digestion de l'amidon (un sucre lent). Le taux d'amylase dans le sang s'élève dans les affections du pancréas. On le dose au moyen d'une prise de sang.

Bilan sanguin

On peut vérifier le bon fonctionnement de l'organisme et ses différents organes à partir d'une prise de sang : le bilan sanguin. Le médecin prescrit les analyses dont il a besoin pour établir son diagnostic, suivre l'évolution d'une maladie ou, plus simplement, pour faire le bilan de l'état de santé de son patient.

Créatinine

La créatinine est une substance essentiellement produite par les muscles. Son taux dans le sang permet d'apprécier le fonctionnement des reins. Ce sont eux, en effet, qui l'éliminent.

Glycémie

C'est la mesure du taux de sucre dans le sang. Sa valeur normale est comprise entre 0,8 et 1,2 g par litre.

Hémoglobine

L'hémoglobine est une protéine du sang qui donne leur couleur aux globules rouges. Son rôle est essentiel puisqu'elle transporte l'oxygène. Son taux baisse notamment en cas d'anémie.

Insuline

L'insuline est une hormone sécrétée par certaines cellules du pancréas : les îlots de Langerhans. Elle est indispensable à la régulation du taux de sucre dans le sang.

Lipases

Les lipases sont des enzymes digestives qui participent à la digestion de graisses. La plus importante d'entre elles est sécrétée par le pancréas. On en mesure la concentration dans le sang pour suivre l'évolution de certaines maladies, entre autres la pancréatite (inflammation du pancréas).

NFS

Ces initiales désignent la numération-formule-sanguine. Cet examen de sang est l'un des plus fréquemment prescrits puisqu'il dénombre les principaux constituants du sang : globules blancs, globules rouges, plaquettes, hémoglobine… Il s'agit donc d'un examen de dépistage, utile en cas d'infection, de maladie inflammatoire, d'anémie.

Protéases

Les protéases sont des enzymes nécessaires à la digestion des protéines apportées par l'alimentation. Les plus importantes sont la trypsine, la chymotrypsine et la pepsine.

Protéines cellulaires

Ce sont les protéines présentes à l'intérieur et à la surface des cellules.

Réserves protéiniques

C'est la quantité de protéines accumulées dans les muscles et dont on se sert en cas de maladie ou de blessure (déchirure, élongation…).

T4

Située à la base du cou, la glande thyroïde synthétise différentes hormones dont la tétra-iodothyronine ou T4. Son taux augmente lorsque la thyroïde fonctionne de façon excessive (hyperthyroïdie) ou inversement (hypothyroïdie).

TSH

La thyréostimuline ou TSH est une hormone sécrétée par l'hypophyse, glande située dans le cerveau. Elle se fixe sur les cellules de la thyroïde et en stimule le fonctionnement. Son dosage permet d'apprécier la fonction thyroïdienne.

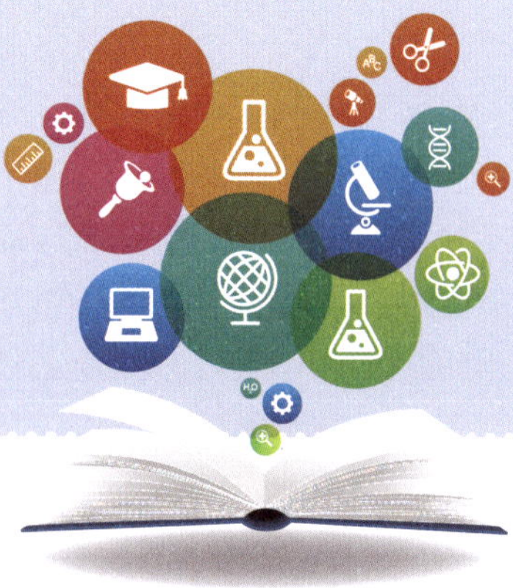

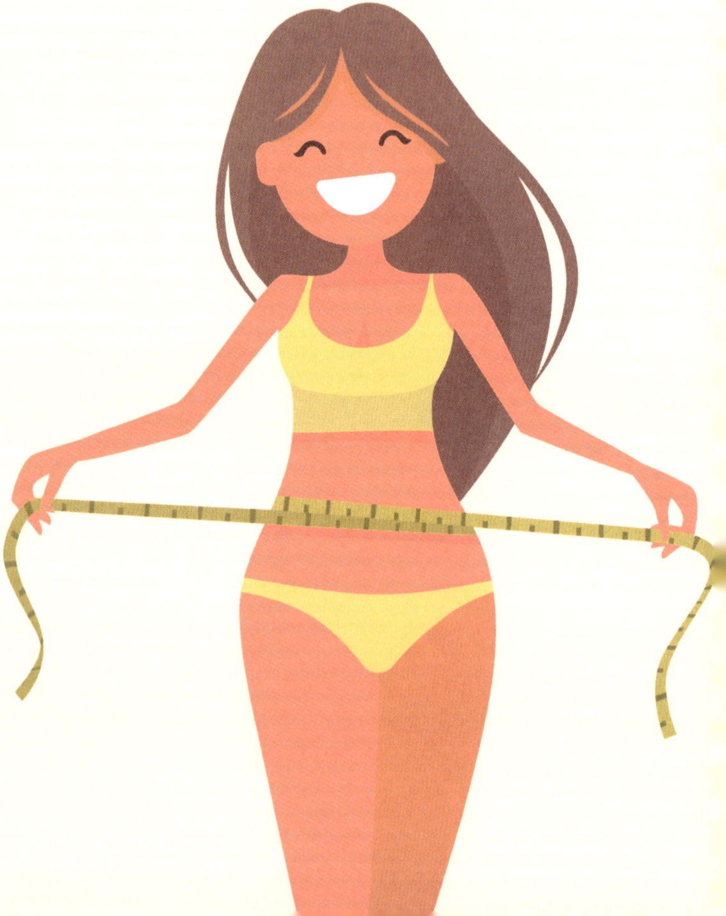

Chapitre 4

CONNAÎTRE SON POIDS IDÉAL ET SA SILHOUETTE PARFAITE GRÂCE À L'ÉVALUATION DE VOS FORMES

Je viens de vous faire connaître l'essentiel sur la Chrononutrition® à chacun et chacune d'entre vous mais il me faut absolument pouvoir disposer un outil qui me permette de visualiser de façon mathématique sur une feuille de papier ou une feuille virtuelle sur un écran vos silhouettes respectives.

J'ai donc créé cet outil, le **morphotype mathématique** afin d'évaluer vos caractéristiques à tout moment et de pouvoir les comparer dans le temps pour en juger l'évolution.

MÉTHODOLOGIE

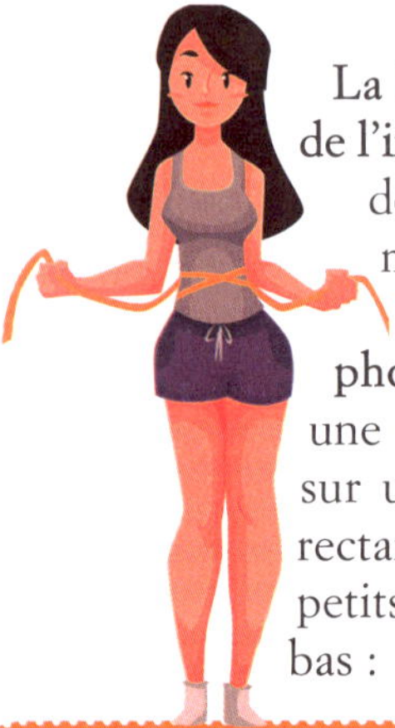

La largeur du poignet et la hauteur de l'individu permettront :

de calculer la valeur minimale et maximale de son poids ;

de définir les valeurs du **morphotype calculé** représenté par une figure mathématique figurant sur un diagramme, définie par deux rectangles superposés, dont les trois petits côtés représentent, de haut en bas :

- **tour de poitrine,**
- **tour de taille,**
- **tour de hanches.**

Les mesures du tour de poitrine, du tour de taille et de hanches permettront de déterminer le **morphotype mesuré**, qu'on pourra définir en portant sur le diagramme les valeurs mesurées, comparées aux valeurs calculées.

Les paramètres de l'évaluation morphologique

L'évaluation morphologique comprend 6 paramètres :

- *le poids ;*
- *le tour de poitrine ;*
- *le tour de taille ;*
- *le tour de hanches ;*
- *la largeur du poignet ;*
- *la hauteur.*

En résumé, **les valeurs calculées** définissent les mensurations idéales et **les valeurs mesurées** la parfois dure réalité des choses !

Bien évidemment, on comparera de même **le poids idéal calculé** et **le poids réel mesuré**.

Ce sont les critères morphologiques qui permettront à un morphonutritionniste de définir les **erreurs alimentaires qualitatives** d'un patient, sans avoir nécessairement recours à un interrogatoire.

La comparaison des poids permettra d'établir **les erreurs alimentaires quantitatives**.

Ces deux paramètres permettront également de juger à chaque examen de contrôle si ces erreurs se corrigent bien en comparant les poids et les morphotypes mesurés successifs.

Chez l'adulte, il y a :

Des paramètres morphologiques variables :

- tour de poitrine,
- tour de taille,
- tour de hanches.

Des paramètres morphologiques stables :

- largeur du poignet,
- hauteur.

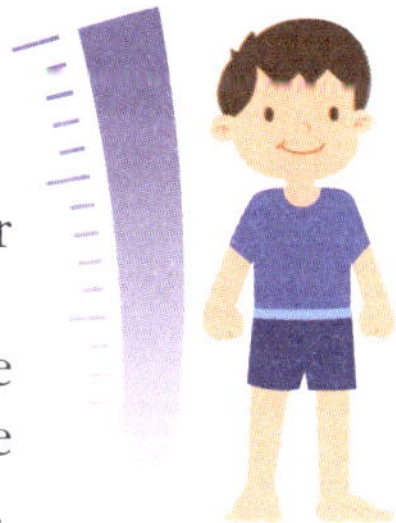

Chez l'enfant

La croissance fait entrer la hauteur dans les paramètres variables.

Attention ! Le vieillissement ne doit pas faire entrer en ligne de compte le tassement de la silhouette.

C'est donc la silhouette qui va permettre l'évaluation initiale des erreurs alimentaires, et son évolution permettra d'apprécier en toute objectivité dans quelle mesure vous aurez correctement suivi mes conseils sur le plan qualitatif.

L'examen clinique initial sera obligatoirement complété par un bilan biologique pour rechercher un facteur fonctionnel ou génétique responsable des anomalies métaboliques accompagnant les variations morphologiques constatées, facteurs dont les plus fréquents sont :

- diabète,
- hypercholestérolémie,
- hypothyroïdie,
- insuffisance hypophysaire.

C'est seulement s'il en existe un qu'il faudra procéder à des restrictions alimentaires précises qui pourront être définitives si le facteur causal ou aggravant est génétique ; temporaires s'il est seulement fonctionnel.

Dans le cas d'un facteur aggravant, seul un médecin peut prescrire un traitement. L'idéal sera bien sûr qu'il suive notre méthode, mais, quoi qu'il en soit, demander conseil à son médecin traitant est toujours une sage précaution.

Comment prendre les mesures

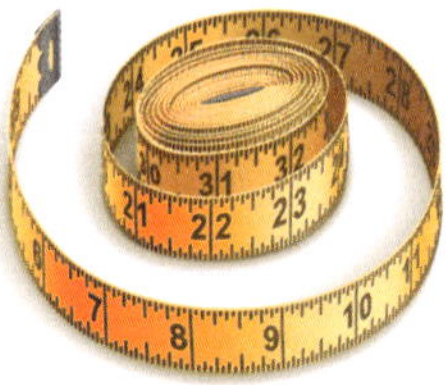

Grâce à une très longue expérience de la Chrononutrition®,

regarder attentivement un visage me suffit pour déterminer avec une précision que d'aucuns jugeront diaboliques les principales habitudes nutritionnelles, et notamment les erreurs commises en croyant souvent manger correctement.

Des joues trop rondes ou trop creuses, des yeux enfoncés ou ressortis, des pommettes plates ou accentuées, un visage émacié ou joufflu, la coloration et la qualité de la peau permettent d'établir au premier coup d'œil le schéma nutritionnel de la personne examinée.

Il faudra, bien entendu, compléter par les mensurations du corps, qui s'effectueront dans la tenue la plus légère possible.

Cette prise de mensurations sera très rapide, le visage et les mains ayant déjà permis d'évaluer la qualité du tissu cutané et l'excès ou le manque des réserves adipeuses sous-cutanées.

Vos formes actuelles

Tour de poitrine

On va mesurer la poitrine en passant le mètre de couturière juste sur la pointe des seins, le soutien-gorge des femmes permettant de définir un critère stable quelle que soit la forme naturelle de la poitrine quand elle est libérée.

Tour de taille

La taille se mesure à sa partie la plus fine, sans rentrer le ventre s'il vous plaît, et non pas au niveau du nombril, dont la hauteur est variable suivant les individus.

Tour de hanches

Les hanches se mesurent en passant par le plus dodu des fesses.

Attention ! Le mètre doit être parfaitement horizontal à chaque mensuration, sous peine de grosses différences qui fausseraient l'évaluation des changements de silhouette entre deux vérifications.

Il est d'ailleurs souhaitable de ne pas se mesurer soi-même : n'importe quelle bonne couturière vous dira que c'est le meilleur moyen de rater une robe.

Dernière précaution importante : ne pas serrer le mètre, mais le poser sur la peau, en résistant à la tentation de trouver des résultats trop consolateurs ou encourageants. Cela rendrait à l'évidence impossible tout contrôle correct de la gestion des repas et ne pourrait à terme qu'aboutir à de grosses déceptions.

Largeur du poignet

On complétera le premier examen par l'appréciation de la largeur du poignet. Le poignet est en effet ovale (on ne peut pas en mesurer le tour puis diviser par le nombre Pi) et comporte anatomiquement une largeur et une épaisseur. C'est sur la largeur qu'on se base pour mesurer ce paramètre, mesurée sur l'extrémité du radius et du cubitus, les deux os qui saillent à l'extérieur et à l'intérieur de celui-ci, de préférence à gauche pour un droitier et à droite pour un gaucher.

Il est indispensable pour cela d'utiliser un pied à coulisse afin d'obtenir une mesure très précise car une différence de 1 mm de largeur correspond à un écart de 400 g pour le poids et de 0,4 cm pour la silhouette. On trouve cet indispensable outil de mesure dans tout bon magasin de bricolage, mais vous n'aurez pas besoin de l'acheter ni de le voler, contentez-vous de l'utiliser sur place !

En suivant cette méthode avec la seule lecture de cet ouvrage, n'oubliez pas de vous peser au même moment de la journée, dans la même tenue, l'idéal étant une seule fois par semaine, le même jour, au lever, nu(e), après avoir fait pipi et avant de prendre votre petit déjeuner.

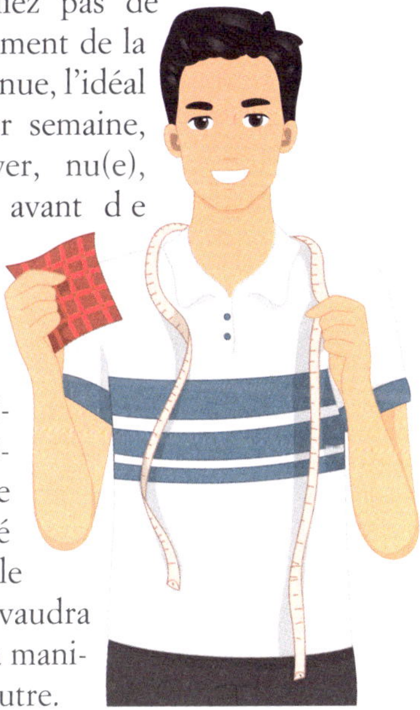

Comme je viens de vous l'expliquer, il n'est, par contre, pas souhaitable de se mesurer soi-même, cela étant source d'erreur par impossibilité de placer correctement le mètre de couturière. Il vaudra donc mieux en confier la manipulation à quelqu'un d'autre.

À partir de ces mensurations, nous allons pouvoir définir la technique précise d'évaluation de votre corps. Celle-ci permettra de connaître :

- les formes auxquelles vous pouvez prétendre ;
- votre silhouette de départ et ses différences par rapport à la silhouette idéale à laquelle vous souhaitez accéder, représentée par les deux rectangles superposés sur le diagramme ;
- et surtout les erreurs nutritionnelles que vous commettez et dont il faudra vous débarrasser pour y parvenir.

Vos formes souhaitables

Nous avons défini 6 paramètres chez l'adulte :

- 4 variables : tour de poitrine, tour de taille, tour de hanches, poids ;
- 2 fixes : hauteur, largeur du poignet.

Ce sont ces paramètres qui vont déterminer la silhouette suivant les variations par rapport aux valeurs de référence, servant de bases de calcul, que vous pouvez lire dans le tableau **Valeurs de référence** (ci-contre).

VALEURS DE RÉFÉRENCE SERVANT DE BASE DE CALCUL				
Paramètres	Femme	Vos mesures	Homme	Vos mesures
Hauteur	170 cm		170 cm	
Poignet largeur	6 cm		7 cm	
Poids	60 kg		70 kg	
Tour de poitrine	100 cm		100 cm	
Tour de taille	70 cm		80 cm	
Tour de hanches	100 cm		100 cm	

On notera que les 10 kg d'écart entre homme et femme correspondent à 10 cm de taille en plus, la conformation masculine étant beaucoup plus massive que la silhouette féminine pour une ossature moyenne dans les deux cas.

Dans les colonnes FEMME et HOMME, chacune des valeurs de référence va varier en fonction de la hauteur de l'individu.

On va donc pouvoir définir une silhouette précise en fonction de la hauteur de chacun.

Or, à chaque centimètre de différence correspond une taille de vêtement. Sachant qu'une taille de vêtement représente 4 cm en habillement, j'ai pu définir les variations de votre silhouette et de votre poids type : chaque variation de 1 unité de votre poignet fera donc varier de 4 unités tous vos paramètres de poids et de volume.

Vous comprenez donc pourquoi il faut absolument que vos mensurations et votre largeur de poignet soient correctement prises.

Très sincèrement, il vaut d'ailleurs mieux que vos mensurations soient effectuées par des professionnels formés par mes soins.

Il n'y en a pas encore partout en France, mais ils sont de plus en plus nombreux au fur et à mesure des années. Ils figurent sur la carte de France que vous pourrez trouver sur les sites : irens.fr et biochrono.net.

Si vous avez pris vos mesures vous-même, il vous suffira de vous rendre sur ces deux sites, vous obtiendrez gratuitement votre morphotype et vous pourrez même, si vous le souhaitez, être suivi par Internet sous ma direction.

À ce propos, je dois d'ailleurs vous mettre en garde, bon nombre de personnes ayant lu mes ouvrages sur la Chrononutrition® ont eu la mauvaise idée de s'autoproclamer Chrononutritionnistes, sans avoir suivi les cours et la formation pratique que nous dispensons dans mon école de Chrononutrition® située à Rouen.

Vous avez donc noté que pour chacun d'entre nous les paramètres de hauteur de l'individu et de largeur du poignet vont donner à chacun et chacune les valeurs souhaitables de poids et de silhouette.

Pour savoir si vous avez affaire à des professionnels dignes de foi, n'hésitez pas à contacter l'IREN'S, en adressant un courriel à : contact@irens.fr ou en téléphonant au 02 35 73 09 23.

Pour la même hauteur d'individus hommes ou femmes, non seulement la largeur du poignet ne sera pas la même suivant le sexe comme vous avez pu le constater mais elle variera également suivant les individus d'un même sexe, ce qui entraînera bien évidemment une variation parfois importante de l'ossature.

Vous avez tous et toutes une structure osseuse différente, laquelle est le châssis sur lequel vous allez générer la carrosserie dont le volume et les formes correspondront à vos habitudes alimentaires, ainsi que votre activité physique et intellectuelle.

En conclusion, si le châssis est bien l'œuvre de papa et maman, la carrosserie c'est vous… et personne d'autre !

Votre silhouette ne dépend que de vous, ce qui est à la fois une bonne et une mauvaise nouvelle.

Cela étant dit, ces variables anatomiques parfois importantes d'un individu à un autre m'ont conduit à évoluer également dans l'appréciation des différents morphotypes.

En effet, je me suis aperçu qu'il ne fallait pas limiter la perfection de la silhouette au morphotype **Galilée**, représenté par le rectangle de référence, mais également aux morphotypes **Athlétique** et **Ascétique** dont les formes sont également parfaitement équilibrées.

À condition de respecter les deux autres critères déjà connus :

- **Le poids**, qui devra se situer dans un créneau de valeur minimale et maximale établi en fonction des paramètres de mesures et de poids de chacune et chacun.
- **Le bilan biologique**, qui devra être intégralement dans les limites de la normale.

Vous pouvez donc être plus mince ou plus large que le morphotype de référence Galilée, celui-ci pouvant alors être considéré comme une moyenne, à condition que votre masse musculaire occupe la plus grande partie de vos volumes.

Une autre grande nouveauté dans ce livre est que vous allez pouvoir connaître également votre **morphotype esthétique**, figure basée sur un calcul très différent, amenant à une image qui correspond à votre vision de votre corps.

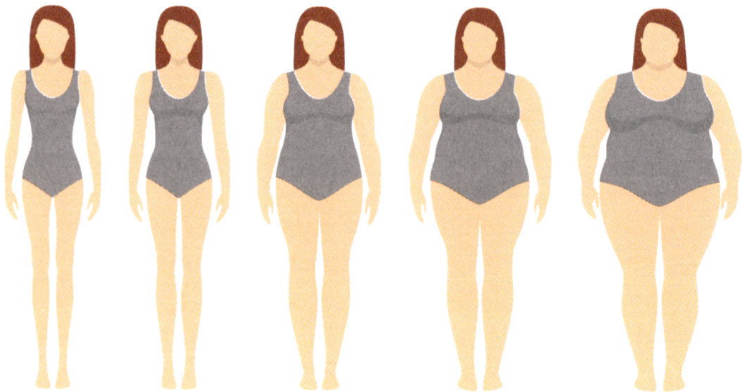

Mais le morphotype mathématique ayant été copié partout et utilisé sans vergogne par des pilleurs de mes ouvrages, professionnels ou pas de la santé, le calcul de votre morphotype esthétique est et restera totalement secret afin de ne bénéficier qu'aux adeptes de la Chrononutrition®.

J'ai mis au point ce morphotype esthétique qui m'a demandé un énorme travail et au moins un an de travail aussi de la part de l'informaticien qui a travaillé pour moi. Mais le jeu en valait la chandelle malgré un lourd investissement.

Car ce morphotype esthétique est la consolation de patientes ou patients désolés de constater à quel point leur silhouette était déformée en regardant le morphotype mathématique que je venais de leur établir.

Le morphotype mathématique est en effet impitoyable, comme vous allez pouvoir le constater dans le chapitre *ad hoc*, le moindre dérapage se constatant aussitôt sur la variation de cette figure géométrique.

À tel point que j'ai trop souvent le désagrément de me faire vilipender par des internautes furieux de constater que la figure mathématique indiquait par exemple un tour de taille, de poitrine, de hanches (ou même les trois à la fois), beaucoup plus importants que l'image dont eux-mêmes et/ou l'entourage avaient conscience.

S'il est une chose devant laquelle nous sommes loin d'être tous égaux, c'est assurément notre aspect physique (ce que les scientifiques appellent la morphologie) !

Grand, petit, fluet, dodu, hanches épaisses ou taille mince, voilà quelques exemples qui marquent nos différences.

Mais le morphotype esthétique, au lieu de mettre en lumière sans pitié les centimètres à perdre ou à gagner, vous indiquera charitablement une variation supportable pour le regard, même si en regardant votre morphotype mathématique, vous vous apercevez que la situation n'est pas brillante.

L'objectif de ma méthode n'est pas seulement de vous faire perdre du poids, mais également et surtout de gérer votre beauté en même temps que votre poids, en faisant disparaître une fois pour toutes les défauts de votre silhouette sans vous décourager du chemin à parcourir.

Halte aux idées reçues colportées par la diététique

Victimes de régimes amaigrissants d'autant plus catastrophiques qu'ils sont inefficaces, après les avoir suivis scrupuleusement, nombre de femmes se plaignent de « perdre » des fesses, alors que leur principal souci demeure de mincir au niveau des hanches.

En réalité, vos habitudes alimentaires sont presque toujours responsables de votre silhouette comme de votre poids.

La plupart d'entre elles restant hélas convaincues à tort qu'elles sont nées avec une silhouette immuable et qu'elles la garderont toute leur vie sans pouvoir n'y rien changer, ce qui est totalement faux.

Le temps est venu, Mesdames et Messieurs, de prendre le problème à l'envers et de réaliser que votre silhouette (que vous portez parfois comme un fardeau) n'est ni le fruit de la fatalité ni celui d'un dérèglement de votre métabolisme.

C'est en observant des milliers de patients, que j'ai pu constater la correspondance indéniable entre les habitudes alimentaires et la silhouette.

Je me suis aperçu que, lorsqu'ils suivaient correctement le programme de Chrononutrition®, en même temps qu'ils perdaient du poids de façon satisfaisante, tous mes patients perdaient du volume exactement là où ils avaient besoin d'en perdre.

Et qu'au lieu de ressembler, quand ils avaient perdu beaucoup de poids, à ces gentils chiens Shar-Peï qui ont la peau qui pend de partout, ils retrouvaient tous et toutes en même temps une silhouette agréable et une meilleure santé, ainsi qu'un bien-être manifeste, trois facteurs sans aucun doute beaucoup plus importants qu'une simple perte de poids.

À partir de ce constat, j'ai décidé de quantifier et de codifier la représentation de l'évolution de la silhouette pour chaque individu, ce qui m'a demandé un long chemin pour définir toutes les règles de la Morphonutrition et créer les morphotypes.

Outil indispensable pour le Chrononutritionniste, cette illustration des formes, s'appuyant sur des figures mathématiques, permet de connaître exactement quelles erreurs alimentaires ont abouti à sa silhouette actuelle, ce qui m'a donné ainsi les moyens de vous permettre de la corriger à tout jamais… ou du moins aussi longtemps que vous la suivrez !

L'aboutissement de mes travaux d'observation m'a amené à répartir les silhouettes en 12 morphotypes différents.

Voici leurs caractéristiques en détail. Celles-ci vous aideront à identifier le vôtre, afin de comprendre quelles sont vos erreurs à corriger sans vous affamer pour que votre silhouette retrouve un équilibre parfait.

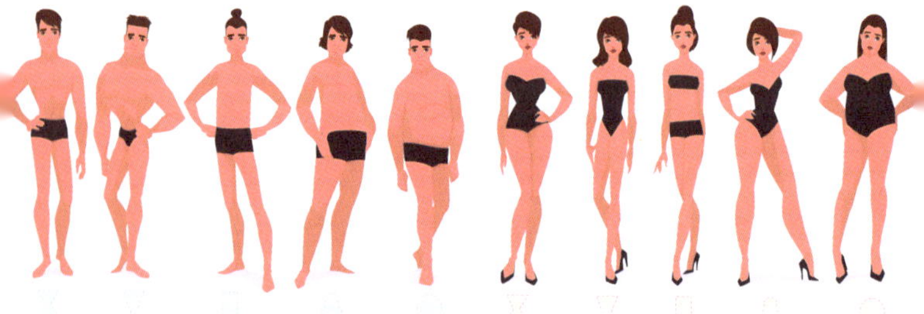

IDENTIFIEZ VOTRE MORPHOTYPE

La première étape consiste à identifier et à définir son type de morphologie parmi les 12 suivants.

Galilée

C'est la silhouette de référence avec un visage fin, un tour de poitrine égal à celui des hanches, une taille fine (30 cm de moins que le tour des hanches pour les femmes, et 20 cm de moins pour les hommes), le tout complété par des membres bien proportionnés !

Athlétique

C'est la même, en plus musclé ! L'équilibre des formes reste parfait, il n'y a pas de gras en trop, la musculature est simplement plus importante.

Sablier

Ce type, essentiellement féminin, se caractérise par un cou fin, de gros seins, des bras minces et une taille très fine, avec des fesses rondes, des hanches arrondies, et des jambes minces.

Schwarzy

Les hommes sont les plus concernés. Le torse est très développé, voire en déséquilibre avec le reste du corps. La poitrine, les bras et le ventre sont très musclés, mais la taille, les fesses et les cuisses sont fines ou maigres.

Réalisant une pyramide à l'envers ce morphotype est la parfaite opposition du morphotype Chéops.

Don Camillo

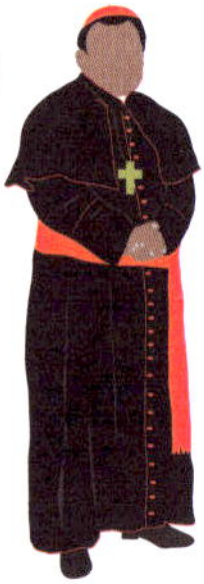

Concerne particulièrement les hommes et se définit par une poitrine anormalement développée, un gros ventre, des bras et des avant-bras dodus, des fesses peu musclées et des cuisses normales, ou en tout cas moins grosses que le reste du corps.

Rubens

On le retrouve plutôt chez les femmes. Une corpulence généralement dodue de haut en bas du corps (seins lourds, bras lourds, hanches épaisses), avec toutefois un stockage plus massif dans le bas du corps, des fesses dodues et des cuisses larges avec de la cellulite.

Tronc d'arbre

Comme son nom l'indique, il désigne une silhouette massive sur laquelle tout est anormalement augmenté au point de ne plus en distinguer les formes. On l'apparente à un corps en forme de tonneau.

Monastique

Il concerne indifféremment les hommes et les femmes. Le corps est généralement fin à l'exception de la zone du ventre où se situe tout le volume, se traduisant par une silhouette en navette.

Maya

Il touche autant les hommes que les femmes. Les volumes sont stockés dans le bas du corps, les seins ou pectoraux sont normaux, les épaules ou les bras sont menus. En revanche, la taille est épaissie, les fesses sont molles, ont de la cellulite, et les cuisses sont grosses avec une forte culotte de cheval.

Chéops

Il concerne plus particulièrement les femmes. La silhouette est en pyramide avec de petits seins, une taille normale, de fortes hanches, des fesses élargies et parfois même aplaties, des cuisses élargies en culotte de cheval.

Ascétique

C'est la silhouette en miroir de la silhouette athlétique ! Tout bien est proportionné comme dans la silhouette Galilée de référence, mais à l'inverse de la silhouette athlétique, tout est plus fin.

Cachectique

Attention, si vous êtes Cachectique, vous êtes en danger pour la raison inverse du Tronc d'arbre !

En effet, contrairement à celui-ci où trop c'est trop, pour vous ce n'est vraiment plus assez ! Il s'agit d'une silhouette sur laquelle on ne distingue plus les formes tant celle-ci est maigre.

Identification faite

Une fois que l'on a établi son morphotype, la seconde étape consiste à en apprendre parfaitement toutes les caractéristiques, en prenant compte de ses forces et de ses faiblesses, et en identifiant surtout les erreurs alimentaires responsables des excès de grosseur ou de maigreur.

C'est en suivant son programme personnel de Chrononutrition® que chacun et chacune d'entre vous pourra corriger ses erreurs et retrouvera sans souffrir ses formes souhaitables.

Et rien ne vous empêche toutes et tous de parvenir à la parfaite silhouette Galilée, celle qui épouse parfaitement le rectangle de référence. (Il n'y a pas de vide à combler, ni de surplus à supprimer) ou la silhouette Athlétique, tout aussi équilibrée, ou le gracieux Ascétique !

Il ne vous reste donc plus qu'à cibler votre morphotype personnel.

Mais cela n'est pas si simple, car les douze morphotypes que je viens de vous énumérer sont les morphotypes de base.

À ceux-ci un Chrononutritionniste averti ajoutera le morphotype complémentaire, afin de mieux cerner les erreurs alimentaires.

Ne vous tracassez pas, vous obtiendrez facilement la définition complète de votre morphotype en transmettant vos paramètres de mesures sur les sites :

www.chrono-coaching.fr
www.irens.fr
www.biochrono.net

APPRENEZ À RÉÉQUILIBRER VOTRE MORPHOTYPE

À l'évidence les morphotypes Galilée, Ascétique et Athlétique ne sont pas concernés, étant tous les trois bien équilibrés, parfois tout simplement par ce qu'ils mangent naturellement selon les principes de la Chrononutrition®.

Pour bien comprendre vos morphotypes :

- Le morphotype esthétique rouge est celui représentant votre silhouette telle qu'on la voit et le vert sa représentation parfaite.
- Le morphotype mathématique en rouge met en évidence l'importance de vos erreurs alimentaires par rapport au morphotype parfait, en vert.

Le morphotype Chéops

Voilà comment on vous voit :

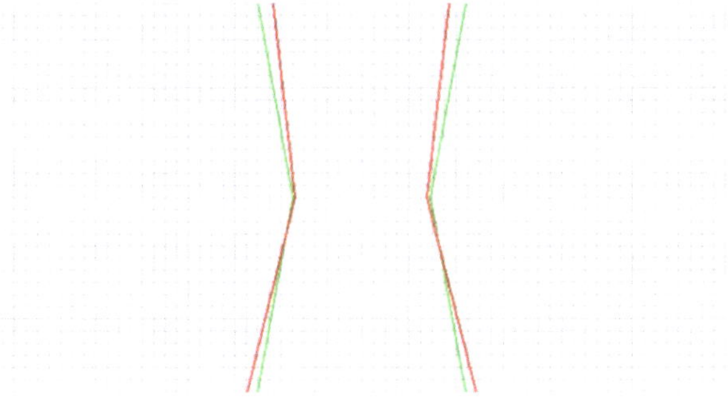

Voilà les erreurs à corriger :

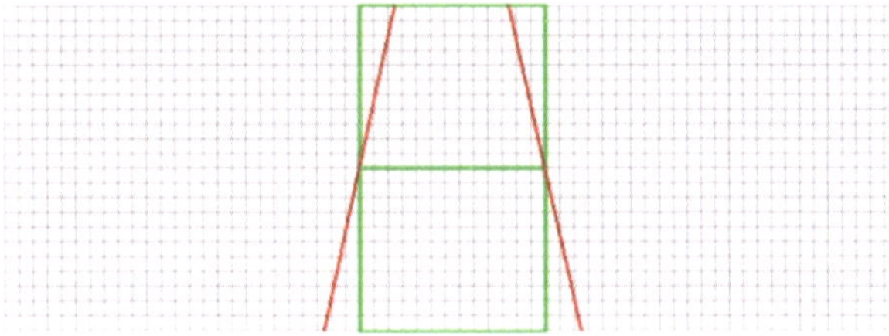

Si vous êtes fine du haut du corps et que vous avez tendance à stocker les volumes sur les hanches, les fesses et la culotte de cheval, vous êtes indéniablement Chéops ! Ce morphotype se résume, en quelque sorte, à une silhouette en forme de pyramide.

Vos erreurs alimentaires

La principale erreur est de privilégier les végétaux, quels qu'ils soient, principalement les légumes, au détriment des viandes et des féculents.

D'où une consommation beaucoup trop importante de légumes et d'aliments light ou 0 %, que vous mangez toujours dans un souci de perte de poids, oubliant que cela vous obligera à manger beaucoup plus !

Les conséquences

Concrètement, les carences alimentaires que vous faites subir à votre corps se traduisent par des « anomalies » de la silhouette essentiellement propres aux Chéops.

En effet, pas assez de protéines animales contenues dans la viande et de protéines végétales des féculents entraîne une perte de la masse musculaire, notamment au niveau des pectoraux.

Trop de légumes favorisent la culotte de cheval et la cellulite, ainsi que notamment les yaourts, aliments light, ou 0 %, etc.

Les corrections

Au petit déjeuner

Réapprenez à bien manger du fromage et du pain, sur lequel vous mettrez du beurre ou de l'huile, afin de rétablir les apports nutritionnels corrects pour le démarrage de la journée.

Buvez du café, du thé ou des tisanes, mais n'y ajoutez pas du lait ni du sucre.

Au déjeuner

Mangez de la viande, (blanche, rouge, volaille…) cuite comme cela vous fera plaisir.

Si vous avez perdu l'habitude d'en manger, ou si vous en mangez trop peu d'habitude, mangez-en le plus que vous pourrez.

En respectant au moins la quantité minimale de vos apports nécessaires en protéines.

Vous pourrez remplacer cette viande une à trois fois par semaine par des œufs cuits en omelette, durs, mollet, brouillés…

Accompagnez la viande de féculents frais ou secs.

Ces végétaux, beaucoup plus riches en protéines que les légumes, vous permettront de reprendre du muscle en même temps que vous perdrez du gras.

Privilégiez

- Féculents frais : pommes de terre, petit pois, flageolets…
- Féculents secs : haricots rouges ou blancs, lentilles, pois chiches, fèves…

Mais je vous conseille d'éviter

- Céréales : semoule, pâtes, maïs, boulgour, etc.
- Herbacées : riz
- Légumineuses : quinoa.

Le goûter

Vous devez bien gérer ce goûter, afin d'éviter de trop dîner. D'ailleurs, si vous avez déjeuné tardivement et que votre goûter est décalé dans l'après-midi, ne le négligez pas, mais n'oubliez pas que dans ce cas vous ne devrez en manger que la première partie.

Référez-vous à la page 56 et n'augmentez surtout pas le goûter, votre tour de taille en pâtirait… en s'empâtant !

Le dîner

Réapprenez à faire un repas beaucoup plus riche en protéines qu'en glucides.

Le but de ce repas du soir est non seulement de satisfaire votre appétit, mais de vous permettre en même temps de vous débarrasser de l'excédent d'eau accumulée principalement dans les hanches et dans les cuisses, l'ensemble aboutissant à la redoutée « culotte de cheval ».

Mais nous sommes le soir et votre organisme ne métabolisera pas les protéines lourdes, il faut donc lui apporter des protéines légères, beaucoup plus faciles à assimiler.

C'est le moment de manger des poissons ou des fruits de mer.

Ces deux aliments ayant en même temps l'avantage de ne donner ni centimètres ni poids, vous pourrez en manger autant que vous aurez faim.

Comme votre problème le plus évident est une rétention d'eau au niveau des hanches et des cuisses, par manque d'apport quotidien correct en protéines, la viande blanche sera la bienvenue, sans dépasser cependant la quantité conseillée.

En revanche, limitez votre consommation de légumes, générateurs de centimètres supplémentaires au niveau des hanches, des cuisses et des jambes.

Si vous en mangez trop, vous augmenterez la quantité d'eau contenue dans les tissus en même temps que vous la diminuerez en mangeant des protéines animales.

Un peu comme si vous mettiez en même temps un pied sur le frein et un pied sur l'accélérateur !

Bien entendu, pas de soupe ni de potage, principaux responsables des excès de volume dans le bas du corps.

Conclusion : le soir, autant de poisson de fruits de mer que vous voudrez, et jamais plus de légumes que la quantité conseillée dans votre programme personnel. Et si vous prenez un seul aliment, ce sera du poisson et pas de légumes. Jamais l'inverse !

En résumé

Mangez plus de fromage et de pain le matin.
Mangez plus de viande à midi, toujours accompagnée d'une partie raisonnable de féculents.
Réduisez la part du sucre au goûter.
Mangez plus de poisson ou de fruits de mer au dîner et réduisez la part de légumes.

Le morphotype Maya

Voilà comment on vous voit :

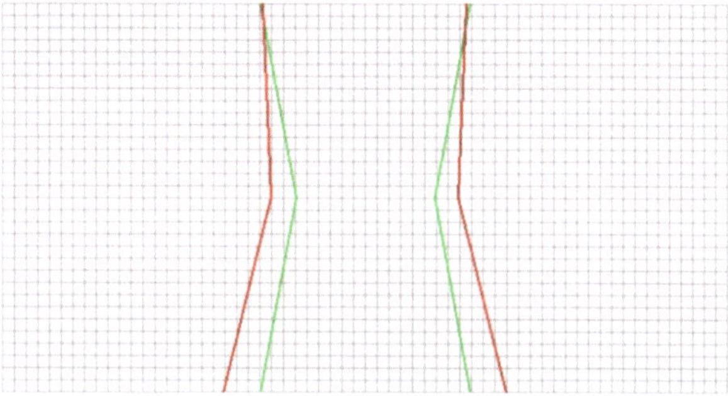

Voilà les erreurs à corriger :

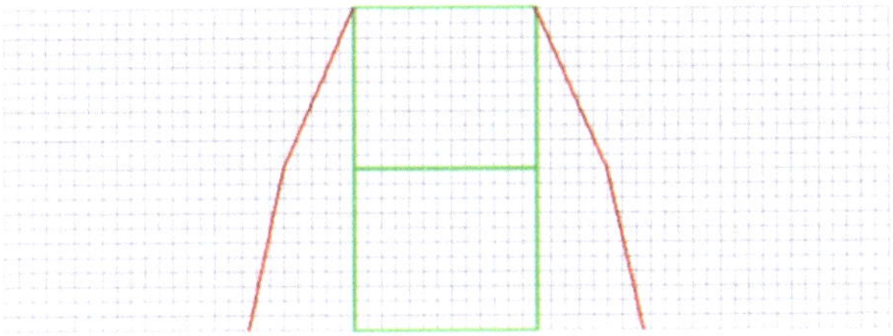

La silhouette du type Maya ressemble de très près à la Chéops à la différence que le haut du corps est de volume normal alors que celui du Chéops est trop maigre. On constate toujours un stockage plus important dans le bas du corps (hanches, fesses et haut des cuisses), avec une silhouette en pyramide tronquée, rappelant l'aspect du temple maya. Le déséquilibre entre le volume de la poitrine et des hanches paraissant souvent moins important, surtout si on les dissimule sous des vêtements amples, le visage étant beaucoup mieux rempli que celui du Chéops, toujours amaigri.

Vos erreurs alimentaires

Elles sont essentiellement de mal manger le matin et à midi.

Vos quantités d'aliments sont correctes, voire supérieures à la normale, mais malheureusement pour vous, ce ne sont pas les bons aliments et ils ne sont pas dans les bonnes proportions.

Tout commence par un petit déjeuner soi-disant équilibré mais comportant des aliments inadaptés au démarrage correct de la journée.

Votre appétit reviendra trop vite, cela vous poussera à manger plus au déjeuner, ce qui ne serait pas grave si vos aliments étaient dans les bonnes proportions, ce qui n'est hélas pas le cas.

Ceci se complique par un goûter absent ou trop sucré.

Le tout conduisant à un repas du soir beaucoup trop abondant, et surtout trop nourrissant, comportant en général des aliments qu'il aurait fallu manger le midi.

Les conséquences

Cette façon de manger de façon désordonnée va provoquer au quotidien un sommeil de mauvaise qualité et progressivement un surpoids devenant de plus en plus préoccupant sur le plan de la santé.

Ce surpoids faisant courir dans un avenir plus ou moins proche des risques de troubles de la circulation des membres inférieurs et accessoirement, une silhouette de plus en plus difficile à habiller.

Non pas que les Maya soient énormes, mais elles vont être de plus en plus gênées par une différence importante de taille entre le haut et le bas de leur tronc.

Les corrections

C'est sur l'organisation de votre petit déjeuner et de votre déjeuner qu'il va falloir faire des modifications importantes.

En effet, malgré votre impression de bien manger matin et midi, plus la journée s'avance, plus vous avez faim, ce qui vous oblige à manger trop le soir.

En pratique

Le petit déjeuner

Mangez obligatoirement du fromage et supprimez tout autre laitage, surtout le lait.

Oubliez tout ce qui est sucre rapide, que ce soit du sirop d'érable, du miel, des confitures et/ou une boisson sucrée.

Supprimez toutes céréales autres que le pain.

Le déjeuner

Il doit obligatoirement commencer par de la viande, dont la portion minimale doit correspondre à votre taille en hauteur convertie en grammes (référez-vous au tableau général pour connaître la quantité la mieux adaptée à votre style de vie).

Complétez la part de viande en mangeant ensuite des féculents dont la quantité sera également définie par le tableau général.

Rendez ce plat le plus agréable possible en choisissant des aliments cuits comme vous aimez et en les accompagnant avec des condiments, des épices et/ou une sauce.

Le goûter

Rétablissez ce repas qui permet de ne pas trop manger le soir, sans cependant en dépasser les quantités recommandées, qui sont les mêmes pour tout le monde, quels que soient l'âge et la hauteur de l'individu.

Et surtout, cessez totalement et définitivement de manger des pâtisseries, petits gâteaux et confiseries pour calmer les fringales de l'après-midi.

Le dîner

Bonne nouvelle : vous pouvez manger autant de poisson ou de fruits de mer que vous avez faim, préparés comme vous voulez et en sauce si cela vous fait plaisir. Mais évitez de faire frire vos aliments et de les accompagner par une sauce sucrée ou trop grasse.

En revanche, vous ne devrez pas dépasser une quantité bien définie de légumes dont vous trouverez la quantité autorisée sur le tableau général.

Dernier conseil pour les Maya, buvez au moins un demi-litre d'eau au cours de chaque repas, et en dehors des repas autant que vous aurez soif de boissons chaudes ou froides, sans sucre.

En résumé

Le matin : du fromage, du pain, de l'huile d'olive et rien d'autre (surtout pas de céréales !).
Au déjeuner : moins de féculents et plus de viande.
Au dîner : moins de légumes, plus de poisson et surtout pas de féculents.

Le morphotype Rubens

Voilà comment on vous voit :

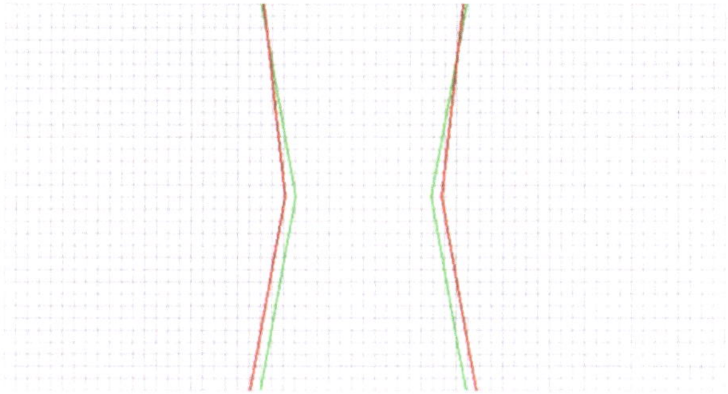

Voilà les erreurs à corriger :

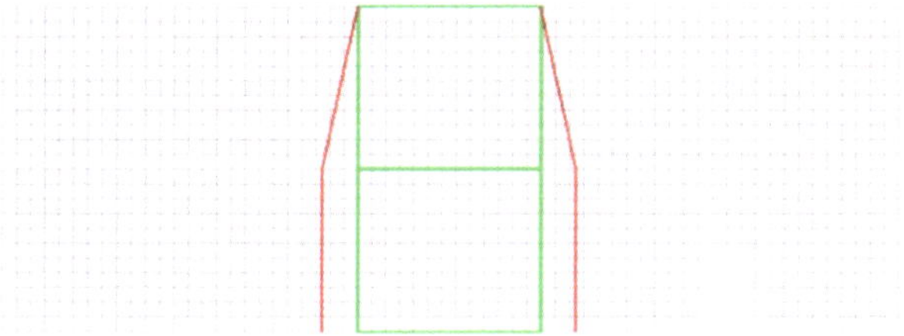

Cette silhouette était typiquement féminine jusqu'au début des années 2000, mais elle est de plus en plus fréquente chez les adolescents et les jeunes hommes, en raison de la fréquentation des usines à malbouffe qui mettent en avant les sucres lents à coups de campagnes marketing permanentes de l'industrie agroalimentaire.

Ce morphotype se caractérise par des rondeurs localisées sur le ventre, les hanches et la racine des membres. Les cuisses et les bras sont particulièrement dodus. C'est celui des femmes gourmandes, à l'inverse du morphotype Don Camillo, autrefois apanage des hommes, mais de plus en plus adopté par les femmes !

Vos erreurs alimentaires

Le grignotage et la surconsommation de végétaux sont vos deux principales erreurs alimentaires. Mais vous êtes également adepte des goûters trop abondants et redoutables car en général composés de biscuits, gâteaux et autres viennoiseries, le plus souvent dans la journée et le soir et, en ce qui concerne les hommes, la redoutable habitude de se nourrir dans les McDo et autres usines à malbouffe.

Croyant maigrir en supprimant ou diminuant les protéines animales aux repas du matin et à midi, vous mettez de côté, car soi-disant grossissants, les aliments les plus utiles.

À mesure que la journée avance, ce manque en apport correct de protéines se manifeste par ce que vous qualifiez de « petit creux ».

Qui sont en fait de grosses envies vous poussant à les compenser par des grignotages fréquents, principaux responsables de vos rondeurs !

La réalité étant que sous votre apparente bonne conscience se cache un désir inavoué de manger de préférence à chaque repas des gâteaux et sucreries, plutôt que des aliments raisonnables.

Allant jusqu'à satisfaire votre gourmandise par des desserts sucrés après avoir restreint à sa plus simple expression la quantité de viande. Sans compter les sodas et autres boissons sucrées que vous buvez parfois toute la journée.

Les conséquences

Les Rubens ont cette chance jusqu'à un certain âge d'être pourvues de rondeurs donnant à leur silhouette un certain charme. Qui hélas disparaît car le morphotype Rubens a pour particularité de mal vieillir.

Faute de suffisamment de muscles, remplacés par du gras, le ventre et les hanches s'épaississent, en même temps que les bras et cuisses.

La chance des Rubens est qu'ils risquent moins de souffrir de diabète ou d'hypercholestérolémie que les autres.

Mais cette disproportion entre la poitrine et le reste du corps s'accompagne le plus souvent de stéatose hépatique par accumulation de gras dans le foie finissant par mettre en danger votre santé.

Les corrections

Celles-ci s'effectuent en répartissant et en équilibrant la consommation des aliments tout au long de la journée, selon les besoins de votre morphologie.

Le matin, restructurez correctement votre petit déjeuner en suivant bien les quantités conseillées dans votre programme de Chrononutrition® et en éliminant toutes les erreurs mentionnées ci-dessus.

Le midi, diminuez la quantité de féculents, et toujours après la viande dont vous devez respecter la quantité.

Oubliez complètement les desserts dans la semaine et supprimez définitivement les laitages contenant du lactose (yaourts, lait, ainsi que la plus grande partie des fromages blancs), et vous ferez disparaître un ventre un peu trop arrondi.

Ne mangez sucré qu'au goûter et supprimez à tout autre moment de la journée les aliments sucrés, qu'on ne doit consommer qu'à la fin des repas de fête.

Réduisez la quantité de légumes que vous consommez habituellement et mangez-les uniquement le soir, toujours après avoir satisfait votre appétit avec du poisson ou des fruits de mer. Surtout jamais de soupe ni de potages et ne mangez jamais de féculents le soir. Cela contribuera à désépaissir vos hanches, vos cuisses, et vos bras.

En pratique

Le petit déjeuner

Il faut absolument changer vos habitudes et mettre au placard tout ce qui est laitages, céréales et sucres rapides.

Ce sera donc une bonne quantité de fromage, du pain et du beurre ou de l'huile d'olive sur le pain.

Cette nouvelle formule aura notamment l'effet d'éviter vos premiers grignotages dans le courant de la matinée.

Le déjeuner

Idéalement, comme pour beaucoup d'autres morphotypes, consommez une bonne quantité de viande à midi, toujours en premier.

Accompagnez-la d'une portion raisonnable de féculents (pommes de terre, riz, pâtes, lentilles, etc.) toujours après la viande.

Et oubliez le dessert, réservé aux repas de fête !

Un bon moyen pour ne pas en ressentir le manque est de terminer le repas par un café ou un thé.

Ou si vous êtes vraiment en manque, de prendre en guise de dessert une barre de protéines chrono.

Le goûter

C'était incontestablement votre repas préféré de la journée. Mais voilà ! Il va falloir repenser le goûter sur toute la ligne et ne plus l'envisager comme le moment tant attendu de la sucrerie !

Commencez toujours par :

- une barre,
- ou un stick,
- ou un sachet de protéines chrono.

Privilégiez, ensuite, les gras végétaux en alternant :

- graines (noix, noisettes, amandes, noix de pécan, pistaches pignons) ou olives,
- ou un avocat,
- ou 30 g de chocolat noir.

Vous les accompagnerez avec :

- des fruits secs,
- ou un jus de fruits,
- ou une compote.

Mais tout cela devra être en quantité raisonnable, en vous reportant au tableau de la journée.

Le dîner

L'idéal pour les types Rubens est de manger autant de poisson qu'ils en ont envie le soir, accompagné par une petite quantité de légumes.

En résumé

Obligatoirement du fromage le matin.
Obligatoirement de la viande le midi.
Pas de laitages autres que le fromage et le beurre le matin.
De la crème uniquement dans la sauce.
Pas de petits gâteaux en dehors des repas de fête.
Moins de féculents, uniquement le midi.
Moins de légumes et uniquement le soir.
Du sucre ou des boissons sucrées (pas les deux à la fois !) uniquement au goûter.
Et pas de grignotage le soir devant la télé ! N'oubliez pas les barres de protéines chrono.

Le morphotype Schwarzy

Voilà comment on vous voit :

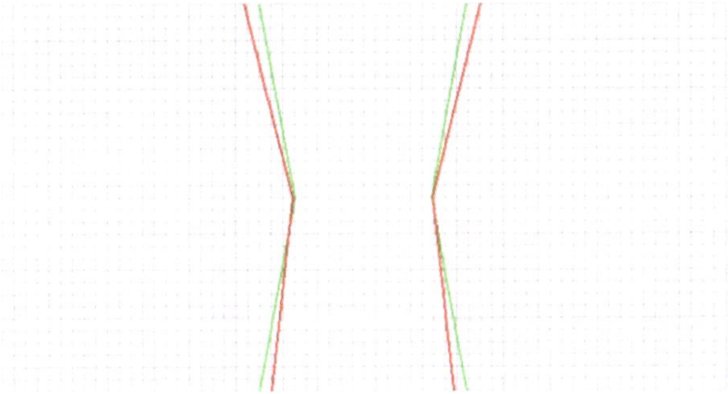

Voilà les erreurs à corriger :

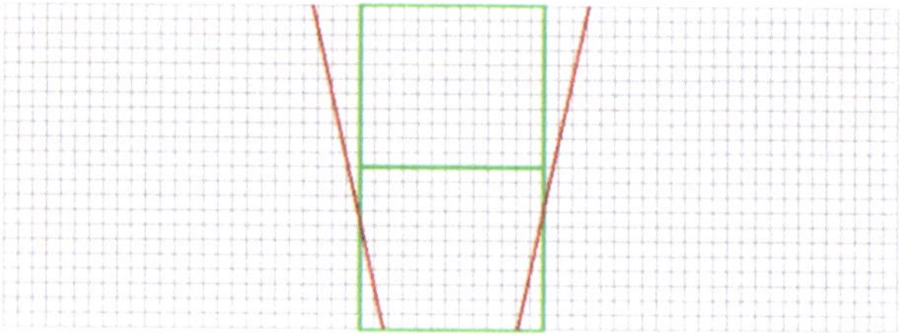

Tout comme le morphotype Chéops, le Schwarzy peut être identifié à une pyramide. Mais celle-ci est inversée par rapport au Chéops. La base se situant au niveau des épaules et la pointe vers le bas du corps. Large au niveau de la poitrine, mince à la ceinture, étroite au niveau des hanches, voilà en résumé ce à quoi ressemble la silhouette Schwarzy, que je m'amuse à décrire ainsi : des épaules de footballeur, une taille de danseur et des fesses de lapin.

Vos erreurs alimentaires

Votre idéal corporel se résumant à un gros tas de muscles, vous adaptez votre alimentation de façon à le satisfaire, d'où vos principales erreurs alimentaires :

Vous consommez trop de viande au détriment des légumes, du poisson et des graisses qui font immanquablement défaut à votre organisme.

Les conséquences

Se gaver de viande, comme le préconisent certains régimes, et surtout de protéines plus ou moins naturelles, pour être mince et musclé n'est pas une bonne idée.

En effet, votre grosse dépense d'énergie quotidienne, en faisant sécréter du cortisol en quantité anormale par votre organisme, vous donne un sentiment de puissance et de bien-être passager.

Mais comme le pauvre Sisyphe condamné à rouler son rocher éternellement, vous êtes obligé de poursuivre sans arrêt cette folle et vaine conquête musculaire.

Sous peine de devenir rapidement boursouflé dès l'arrêt d'efforts physiques quotidiens exagérés et parfois surhumains.

Et cela n'est pas tout, car en même temps vous privez votre organisme des apports en matières grasses, ce qui est rapidement dangereux : non seulement pour la qualité de vos muscles (ne vous étonnez pas de fréquemment souffrir de rupture musculaire !), mais également pour votre équilibre psychologique, le cerveau ayant besoin chaque jour d'un apport important en gras poly-insaturé.

Et en lui refusant ce dont il a besoin, vous le rendez malheureux, ce qui explique pourquoi dès que vous ne mangez plus la viande et ne soulevez plus de la fonte, vous ne vous sentez pas bien.

Enfin, histoire de vous convaincre d'arrêter vos erreurs, sachez que manger des protéines animales en excès peut être dangereux, et plus encore les poudres de protéines à base d'albumine dont se gavent les *bodybuilders.*

Car cela finit par provoquer une augmentation de l'urée, de l'acide urique et de la créatine.

Si vous persistez dans vos erreurs, il faudra que vous soyez très vigilant et que vous fassiez régulièrement un bilan biologique pour surveiller votre fonction rénale.

Les corrections

Dans votre cas, il ne s'agit pas de mincir et encore moins de grossir, mais de modifier votre alimentation pour rééquilibrer votre silhouette, trop développée au niveau de la poitrine par rapport à la taille et plus encore au niveau des hanches.

Pour être le plus musclé possible, vous consommez de la viande en excès à tous les repas et très peu de gras, ce qui risque à la longue de faire perdre l'élasticité à vos muscles, ceci entraînant le risque de rupture (ce sont les « claquages » des sportifs de haut niveau).

Et pour rendre vos muscles les plus apparents possible, vous ne mangez presque plus de gras et très peu de végétaux.

Ce programme hyperprotéiné provoque progressivement un développement musculaire exagéré dans le haut du corps, ce qui est d'ailleurs le but recherché.

Mais le manque d'aliments complémentaires va entraîner en même temps un déséquilibre plus important au niveau des hanches, dans lesquelles il n'y a plus aucune réserve naturelle de gras.

Il faudra donc revenir à une alimentation plus équilibrée dans laquelle vous devrez introduire une quantité correcte de gras et de végétaux, de façon à pouvoir retrouver une silhouette parfaitement harmonieuse.

Il va falloir procéder à la réintroduction d'aliments que vous négligiez et un rééquilibrage des proportions entre le végétal et l'animal.

Ce qui se traduira concrètement par :

- une consommation correcte de féculents à midi,
- la réintroduction des légumes le soir, notamment la salade, que vous avez en général totalement éliminée de votre alimentation,
- l'ajout de corps gras à tous les repas.

Mais pour suivre correctement ce dernier conseil, il faudra veiller à les répartir correctement selon le moment de vos repas.

En pratique

Le petit déjeuner

Une bonne quantité de fromage, du pain et du beurre, ou de temps à autre une variante à la place du fromage sous forme d'œufs, bacon ou lard frit.

L'intérêt d'un tel petit déjeuner est d'apporter en temps utile la bonne quantité de corps gras saturés nécessaires à l'organisme pour reconstruire ses parois cellulaires pendant la nuit.

Le déjeuner

De la viande, oui ! Mais essayez de la varier au maximum. N'hésitez pas à alterner viande rouge, blanche, volaille, etc., et n'exagérez pas sa quantité,

Accompagnez-la de féculents si vous allez dépenser beaucoup d'énergie dans l'après-midi.

Mais remplacez ceux-ci par des légumes verts si vous n'avez pas d'énergie à dépenser, cela vous permettra de ne pas stocker vos protéines en n'utilisant que les sucres lents contenus dans les féculents.

Le goûter

Là encore, c'est l'apport en lipides la priorité.

Les gras végétaux : de préférence un avocat, ou 10 cl de graines (noisettes, noix, amandes) ou 15 cl d'olives.

Les fruits et dérivés sucrés : préférez les fruits secs aux fruits frais !

Le dîner

Priorité au poisson ! La viande devra être consommée occasionnellement.

Si vous êtes surtout tenté par les protéines animales, privilégiez toujours les viandes blanches, dont la portion doit être équivalente à 40 g de moins que votre hauteur en centimètres.

Accompagnez les protéines de légumes verts.

En résumé

Réintroduisez les légumes, en particulier la salade, dans votre alimentation.
Rééquilibrez les proportions entre le végétal et l'animal.
Ajoutez une quantité de gras suffisante pour assouplir vos muscles en même temps que vous procéderez à la reconstruction de vos cellules.

Le morphotype Don Camillo

Voilà comment on vous voit :

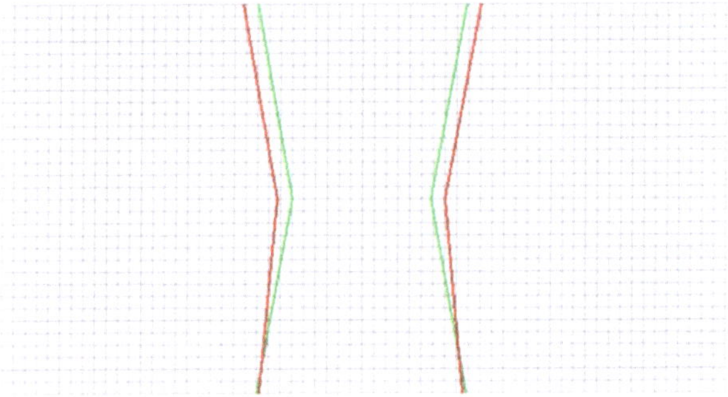

Voilà les erreurs à corriger :

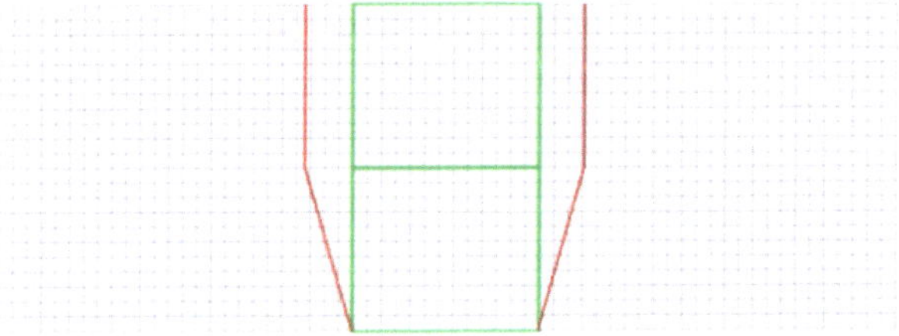

Typiquement masculin, ce morphotype se caractérise par un volume de poids concentré sur le haut du corps. Cependant, comme le Schwarzy et à l'inverse de Chéops, ce volume réparti sur la partie haute et moyenne du tronc, avec une dominance au niveau de la poitrine et de l'estomac, est à l'inverse des Rubens.

Vos erreurs alimentaires

Les caractéristiques physiques du morphotype Don Camillo sont la conséquence d'une consommation excessive de viande, de féculents, de pâtisseries et d'un manque de légumes.

Vous aimez bien manger gras et sucré le matin, lourd et gras le midi, et vous n'aimez pas les légumes.

C'est le moins qu'on puisse dire, la plupart d'entre vous refusant même catégoriquement d'en manger, à quelque moment de la journée que ce soit.

Les conséquences

Vous souffrez d'un surpoids évident, mais pouvez également avoir des problèmes de santé. Aussi, jusqu'au retour à un poids et un volume corrects, faites surveiller votre cœur, vos artères, et vos articulations.

Les corrections

Veillez à remplacer les viennoiseries de votre petit déjeuner habituel par du fromage, du pain et du beurre ou de l'huile d'olive.

Revenez à un plat unique au déjeuner et au dîner, sans exagérer les féculents le midi et sans oublier les légumes le soir.

Mangez plus de légumes et consommez des féculents dans des proportions correctes.

Reprenez l'habitude de faire un petit goûter en fin de journée,

Veillez à réintroduire une part correcte de légumes le soir, dînez léger.

Ce retour à de bonnes habitudes alimentaires vous aidera à perdre du poids et du volume, notamment au niveau des bras, trop dodus, ainsi que la poitrine, trop enrobée.

En pratique

Le petit déjeuner

Le gros du travail pour vous sera de réapprendre à manger correctement le matin.

Il faudra donc oublier les aliments sucrés ou associant gras et sucre, et consommer ce que vous mangeriez normalement au déjeuner : fromage, œufs, bacon, charcuterie.

Le déjeuner

Consommez de la viande, rouge de préférence.

Vous accompagnerez celle-ci dans un premier temps de légumes verts, ce qui vous permettra de réduire plus rapidement votre tour de taille.

Vous réintroduirez ensuite les féculents dont la part dans l'assiette, ou la box, ne devra pas dépasser la quantité conseillée,

Un conseil : si vous mangez des viandes en sauce, cela ne doit pas vous inciter à augmenter les féculents, ou pire prendre du pain pour finir la sauce !

Le goûter

C'est un repas que vous n'aviez absolument pas l'habitude de prendre, pourtant, il est particulièrement utile dans votre cas, car il vous permettra de moins manger le soir.

Ensuite les gras végétaux, quels qu'ils soient, seront une bonne composante du goûter.

Quelle que soit l'heure, commencez le goûter par une barre ou un sachet de protéines chrono.

Vous consommerez en dernier de préférence un fruit frais, que vous pourrez remplacer par du jus de fruits ou de la compote.

Le dîner

Oubliez la viande rouge, les abats et charcuteries et les œufs, ceux-ci ne devront plus faire partie de vos repas du soir.

En revanche, mangez du poisson gras ou maigre, ou des fruits de mer, autant que vous aurez faim.

Vous pourrez éventuellement les remplacer par de la viande blanche, mais seulement en petite quantité, que vous n'aurez pas le droit d'augmenter. Donc, conseil d'ami, si vous avez très faim, mangez plutôt du poisson ou des fruits de mer.

Dans tous les cas, complétez votre plat par des légumes verts.

En résumé

Plus de légumes et moins de féculents.
Un petit déjeuner gras et salé.
Un goûter correct lorsque votre appétit se manifestera en fin de journée.

Le morphotype Sablier

Voilà comment on vous voit :

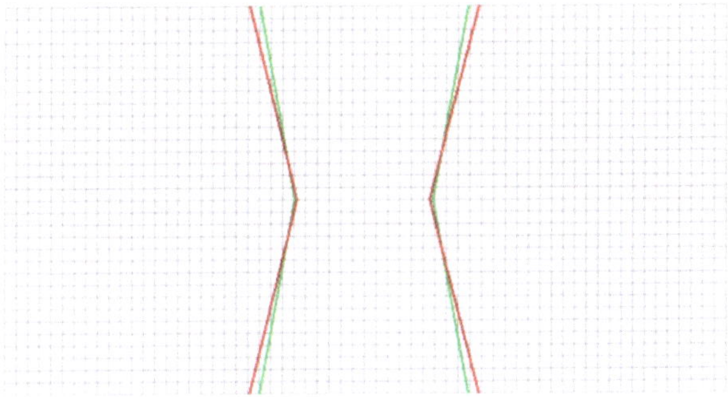

Voilà les erreurs à corriger :

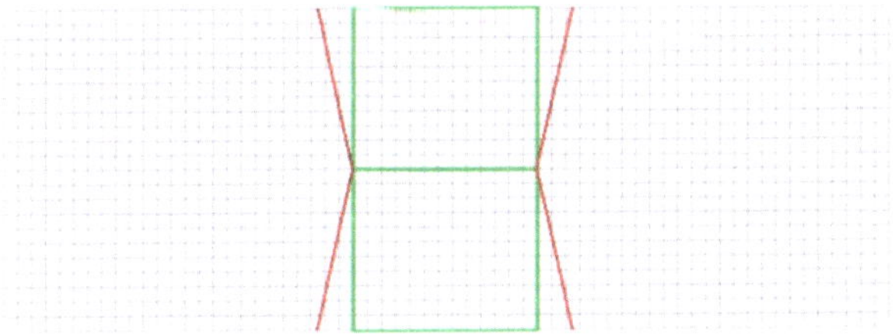

Ce morphotype essentiellement féminin, beaucoup plus répandu aux États-Unis, au Brésil et aux Antilles qu'en Europe, est celui des mangeuses de sucres rapides et de sucreries. Donnant l'impression d'une taille très fine contrastant avec des formes particulièrement généreuses au niveau des seins et des fesses.

Vos erreurs alimentaires

Elles se résument à un trop faible apport quotidien en protéines animales, poussant alors à un apport trop important de sucre, notamment des sucres rapides.

Ce manque d'apports suffisants en viande ou œufs sous toutes les formes vous pousse à terminer votre repas par des aliments riches en sucres rapides. Malheureusement, cet ajout intempestif à un plat insuffisamment équilibré provoquera beaucoup trop rapidement une sensation de faim impérieuse.

Et vous préférerez alors manger une ou deux confiseries, réflexe naturel pour compenser au plus vite cette désagréable sensation de manque d'énergie.

Les sucres rapides apportant rapidement, mais de façon fugace, une sensation de mieux-être, qui disparaîtra hélas trop vite pour pouvoir attendre le repas suivant.

Voilà pourquoi je vous mets en garde :

Plus vous mangerez du sucre, plus vous aurez envie d'en manger.

Et surtout ne vous laissez pas piéger par des critères de beauté en pensant que cette surconsommation de sucres donne de jolies formes.

Cette mauvaise habitude vous fera courir un double risque en vieillissant.

Les conséquences

Avec l'âge, vos formes déjà bien marquées ne feront que s'amplifier, et votre silhouette sera de plus en plus difficile à rééquilibrer.

Mais c'est sur votre santé que les effets peuvent être les plus néfastes.

En donnant du sucre à votre organisme à contretemps et beaucoup trop souvent, vous obligez votre pancréas à fonctionner presque en permanence.

Celui-ci, exagérément sollicité, va sécréter beaucoup trop d'insuline, ce qui provoquera des hypoglycémies.

Pour compenser la sensation de malaise que celles-ci déclenchent, vous serez alors obligé de consommer du sucre à n'importe quelle heure, que ce soit à la fin d'un repas, dans la matinée, ou dans la soirée, voire en pleine nuit.

Cette surconsommation risquant d'épuiser votre pancréas qui finira par caler, comme un moteur poussé sans arrêt en surrégime.

Vous deviendrez alors la victime d'un diabète, avec toutes les conséquences de santé que cela entraîne.

Les corrections

Pour éviter cette fâcheuse évolution de votre métabolisme, sachez que ce n'est pas un hasard si vos formes sont particulièrement arrondies au niveau des seins et des fesses.

C'est en effet surtout à ces endroits de votre anatomie que vous stockez l'excédent de sucre. C'est donc en ce sens que vous devrez modifier votre alimentation.

Cela se traduit concrètement par une diminution significative de votre consommation de sucre, qu'il faudra prendre uniquement au moment de la journée où il sera vraiment utile : au goûter.

Mais l'équilibre passe aussi par une consommation plus importante de fromage et/ ou charcuterie au petit déjeuner et de viande au déjeuner.

Cela vous permettra de supprimer sans trop souffrir les fruits et tous autres aliments sucrés, censés accompagner agréablement vos repas.

Le pire étant bien évidemment de faire vos repas exclusivement avec des aliments sucrés !

En pratique

Le petit déjeuner

Il devra se composer essentiellement de fromage, charcuterie, œufs, pain et beurre ou huile d'olive ou huile d'arachide.

Évitez impérativement les petits déjeuners glucidiques composés de confiture, miel… pour privilégier les lipides et sucres lents. Ceux-ci vous tiendront à l'estomac, vous donneront de l'énergie pour bien commencer la journée et seront un bon remède aux coups de pompe de fin de matinée.

Le déjeuner

C'est la viande qui doit représenter la partie la plus importante de votre déjeuner.

Pensez à en consommer autant que vous avez faim, en respectant les valeurs minimales inscrites dans votre tableau.

Vous accompagnerez cette viande de féculents, mais dans les proportions raisonnables proposées dans votre tableau.

Le goûter

L'intérêt du goûter est de pallier l'envie naturelle de sucres apparaissant à la fin de la journée. Ce qui vous permettra de ne pas avoir envie le soir de manger des aliments trop nourrissants. Sachant qu'un repas du soir mal équilibré entraînerait une augmentation importante de votre tour de hanche et des kilos superflus.

Et puis, il est pour vous le bon moment pour manger enfin les aliments sucrés que vous aimez tant ! Mais attention, les quantités sont les mêmes pour tout le monde.

Les gras végétaux : vous pouvez alterner entre 30 g de chocolat noir, ou une box de 5 cl de graines (noix, noisettes, amandes…) ou un avocat ou 10 cl d'olives.

Les fruits et dérivés sucrés : vous les réduirez sagement à 20 cl de jus de fruits fait maison, ou 15 cl de compote, ou encore une pomme cuite, ou 10 cl de miel ou de sirop d'érable, ou de sirop d'agave, que vous pourrez mettre dans l'avocat, à la place du noyau.

Le dîner

Le meilleur aliment sera le poisson ou les fruits de mer à volonté.

Vous les accompagnerez de légumes cuits, de crudités ou de salade verte, en respectant les valeurs conseillées dans votre tableau.

En résumé

Ne mangez du sucre qu'au goûter et ne dépassez pas la quantité conseillée.
Reprenez (ou prenez !) l'habitude de faire un petit déjeuner riche en fromage et/ou en charcuterie.
Mangez de la viande en bonne quantité au déjeuner.
Supprimez les fruits, pâtisseries et confiseries aussi bien en dehors des repas qu'à la fin de ceux-ci.

Le morphotype Monastique

Voilà comment on vous voit :

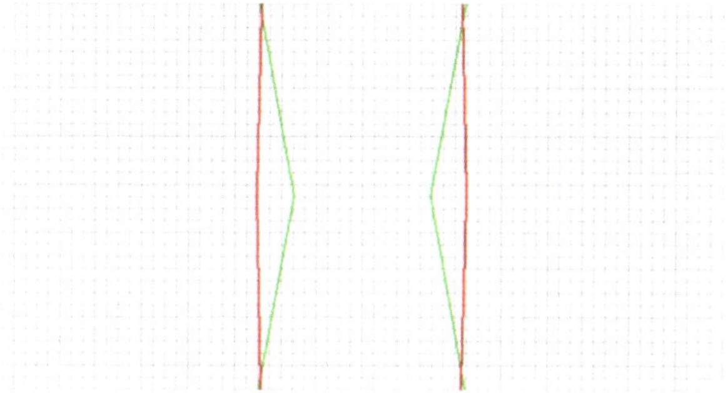

Voilà les erreurs à corriger :

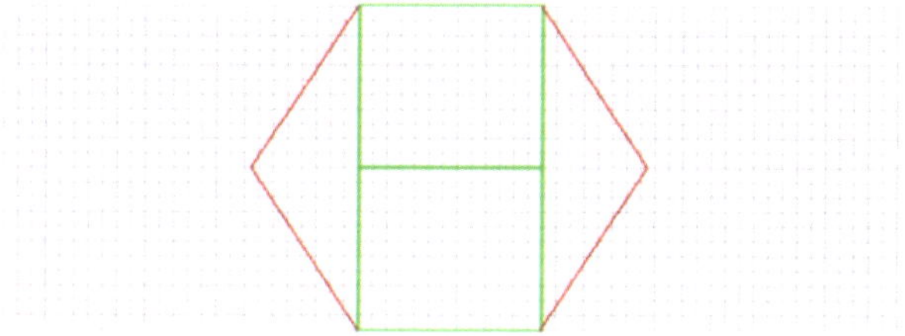

La particularité du morphotype Monastique est de stocker les volumes essentiellement au niveau de la taille, et accessoirement du ventre.

Les personnes de ce morphotype sont plus grosses que lourdes, ce qui les différencie de celles appartenant au morphotype Tronc d'arbre, en général plus lourdes que grosses.

Vos erreurs alimentaires

Les principaux aliments incriminés sont les aliments riches en sucres lents :

- céréales (pain, pâtes, maïs…),
- herbacées (riz, quinoa…),
- féculents (pommes de terre sous toutes leurs formes, patate douce, haricots, lentilles…).

Vous les consommez en trop grande quantité, notamment à midi, voire le soir, ce qui est une très mauvaise idée.

Quant à vos céréales du matin, pratiquement toutes enrichies en sucres, désolé de vous le dire, mais elles sont une véritable catastrophe alimentaire !

À l'inverse, votre consommation de protéines animales, notamment de viande à midi, reste nettement insuffisante.

Les conséquences

Cette façon de vous nourrir trop végétarienne déséquilibre considérablement votre silhouette, votre consommation excessive de végétaux riches en sucres lents ayant pour effet d'augmenter, parfois considérablement, votre tour de taille.

Sans oublier également le risque de développer un diabète lié aux sucres lents.

Les corrections

Prenez bien votre petit déjeuner en suivant les règles de la Chrononutrition®.

Réintroduisez la bonne quantité de viande proposée à midi dans votre programme.

Diminuez les quantités de féculents, ou céréales, ou herbacées qui l'accompagneront.

Surtout ne mangez pas de gâteaux, pâtisseries ou pain au moment du goûter. D'accord, ils contiennent du sucre rapide, mais également une importante quantité de sucres lents, outre les gras joints saturés.

Ne mangez jamais d'aliments riches en sucres lents le soir.

Réduire la consommation de végétaux riches en sucres lents ne signifie pas qu'il faut les supprimer complètement, rassurez-vous, ils devront encore faire partie de votre alimentation quotidienne.

Mais il faudra désormais les consommer exclusivement au déjeuner et vous astreindre à une quantité raisonnable.

Et n'oubliez pas que le pain se mange exclusivement le matin.

En pratique

Le petit déjeuner

Consommez du fromage à volonté.

Pour le pain, visez la qualité plutôt que la quantité et privilégiez la baguette « tradition ». En respectant bien entendu la quantité qui vous est conseillée dans votre tableau.

Puisque le fromage n'est pas limité, contentez-vous en revanche de 12 g de beurre pour vos tartines, ou mettez de l'huile d'olive ou d'arachide.

Le déjeuner

Consommez n'importe quelle sorte de viande, l'essentiel étant que vous respectiez les quantités définies dans votre programme.

Veillez, surtout au début de vos changements d'habitude, à bien manger toute votre portion de viande en premier, sinon vous aurez du mal à diminuer la quantité de végétaux qui l'accompagnent.

Si vous voulez rapidement perdre du poids, un bon moyen est de remplacer les aliments riches en sucres lents par la même quantité de légumes verts cuits. Mais attention ! Seulement si vous n'avez pas d'efforts physiques à faire dans la journée.

Le goûter

Vous aimez particulièrement ce repas, sauf qu'il va maintenant falloir oublier les pâtisseries. Mais rassurez-vous, si vous avez bien suivi votre programme pour le petit déjeuner et le déjeuner, vous aurez beaucoup moins faim au goûter, et vous aurez sans aucun doute faim plus tard.

Les gras végétaux : vous avez le choix entre 30 g de chocolat noir, ou une box de 5 cl de graines (amandes, noix, noisettes) ou une box de 10 cl d'olive ou un avocat.

Les fruits et dérivés sucrés : consommez un fruit sans dépasser votre quantité recommandée, ou remplacez-le par une box de 10 cl de confiture ou de marmelade.

Le dîner

Plus vous aurez faim, plus l'aliment à privilégier sera le poisson, de préférence gras. Peu importe la quantité que vous en mangerez pourvu que vous soyez rassasiés.

Si vous n'aimez pas trop le poisson, ou si vous êtes dans une région où il est difficile de s'en procurer, vous pouvez toujours alterner avec une petite quantité de viande, à condition qu'elle soit blanche, sans dépasser la quantité recommandée.

Attention ! Cela vous obligera à augmenter votre part de fromage le matin, pour ne pas risquer d'avoir faim dans la nuit après ce petit repas.

Contrairement aux idées reçues, la meilleure façon de calmer l'appétit du soir n'est pas de vous gaver de viande et/ou de trop goûter, mais d'augmenter le fromage le matin.

Enfin, vous n'êtes pas obligé d'accompagner de légumes le poisson ou la viande. Si vous décidez de le faire, ne dépassez pas la quantité qui vous est recommandée dans votre programme, ce qui vous permettra de faire un goûter raisonnable et de ne plus mourir de faim dès le début de la soirée.

En résumé

Apprenez à faire des petits déjeuners riches en gras saturés et accompagnez-les de pain.
Privilégiez la viande au déjeuner.
Ne sautez pas le goûter.
Privilégiez les poissons et les fruits de mer, le soir.

Le morphotype Tronc d'arbre

Voilà comment on vous voit :

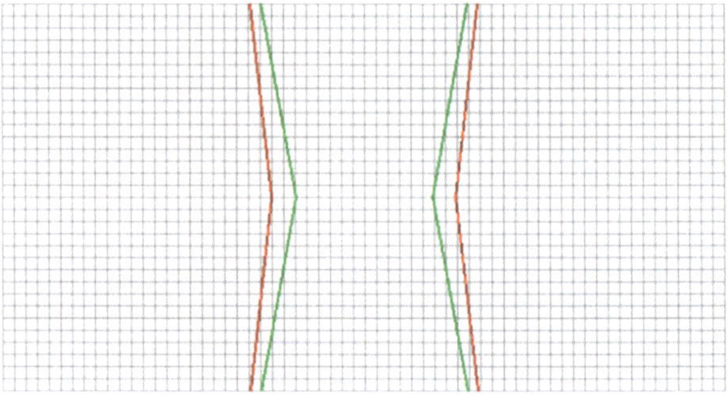

Voilà les erreurs à corriger :

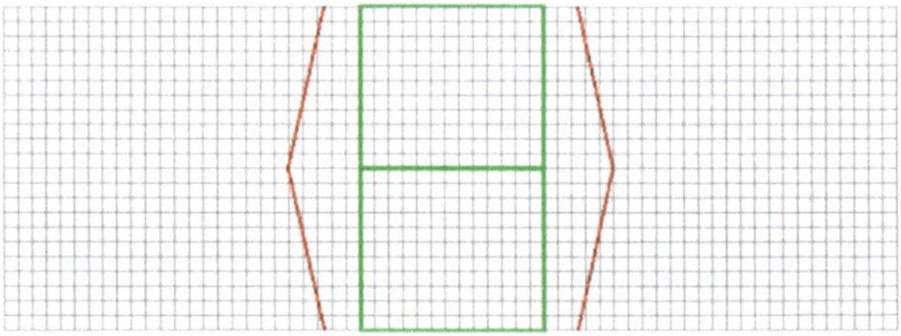

Autant féminin que masculin, ce morphotype se caractérise par un volume de poids réparti sur tout le corps, avec une augmentation notable du tour de taille comme le morphotype Monastique, mais avec des gros bras et des grosses jambes, contrairement à celui-ci.

Vos erreurs alimentaires

Votre problème est que vous aimez manger de tout en belle quantité et à n'importe quelle heure de la journée, même de la nuit.

Vous ne grignotez jamais, vous vous en vantez mais vous n'avez aucun mérite car vos excès alimentaires à table empêchent toute prise alimentaire en dehors des repas.

Ces repas sont beaucoup trop abondants et surtout beaucoup trop riches en sucres lents (pâtes, riz, semoule, pain, etc.) que vous mangez aussi bien le soir que le midi, en même temps qu'une grosse quantité de viande. Vous ne prenez d'ailleurs pas un seul repas sans avoir mangé une entrée avant le plat que vous faites suivre par du fromage et un dessert, midi et soir.

Les conséquences

Tout comme le morphotype Don Camillo, vous souffrez d'un surpoids évident et pouvez également avoir des problèmes de santé. Aussi, jusqu'au retour à un poids raisonnable et à un volume correct, surveillez votre cœur, vos artères et vos articulations.

Les corrections

- Apprenez à ne manger du fromage que le matin, n'hésitez pas à en manger autant que nécessaire pour ne pas avoir faim pendant toute la matinée. Mais veillez surtout à accompagner le fromage de la moitié de son poids en pain, surtout pas plus.

- Privilégiez la viande dans votre plat unique au déjeuner et préférez le poisson au dîner, que vous mangerez toujours en premier, avant une part raisonnable de féculents le midi et le soir.
- Ne sautez pas le goûter en fin de journée, quitte à ne manger qu'une barre chrono protéinée, pour ne pas avoir trop faim au dîner.
- Ne mangez pas trop de légumes le soir et pensez à calmer d'abord votre appétit avec autant de poisson que vous le voudrez.

Ce retour à de bonnes habitudes alimentaires vous aidera à perdre du poids et du volume, et à retrouver une silhouette qui pourra rester solide, mais ne sera plus obèse.

En pratique

Le petit déjeuner

Pensez à calmer votre appétit avec autant de fromage que vous voudrez sur la moitié de son poids en pain, de façon à ne pas y ajouter quoi que ce soit d'autre que du café du thé ou une autre boisson chaude ou froide, non sucrée bien entendu.

Le déjeuner

- Consommez toutes les viandes que vous voudrez, et autant que vous voudrez et mangez-les toujours en premier.
- Vous accompagnerez la viande d'une part raisonnable de féculents en suivant la quantité

conseillée, jamais plus, sous quelque prétexte que ce soit !

Le goûter

- Comme les Don Camillo, vous n'êtes pas un amateur de goûter. Et pourtant dans votre cas comme dans le leur, le goûter est particulièrement utile, car il vous permettra de moins manger le soir.
- Quelle que soit l'heure, commencez votre goûter par une barre chrono. Vous pouvez très bien d'ailleurs limiter ce goûter à ce complément alimentaire extrêmement nourrissant malgré son petit volume.

Le dîner

Votre aliment principal sera du poisson gras ou maigre, ou des fruits de mer, autant que vous aurez faim.

- Vous pourrez éventuellement remplacer le poisson par de la viande blanche, mais n'en mangez que si vous n'avez vraiment pas très faim, car, comme vous le savez, elle est autorisée seulement en petite quantité,
- Dans tous les cas, complétez votre plat par des légumes verts sans en augmenter la quantité.

En résumé

- Un seul plat par repas.
- Un petit déjeuner gras et salé.
- Un déjeuner composé essentiellement de viande et d'une partie raisonnable de féculents.
- Un goûter comprenant essentiellement une barre chrono.
- Un dîner comportant surtout du poisson ou des fruits de mer et une part raisonnable de légumes.
- Moins de légumes au dîner.

Le morphotype Ascétique

Voilà comment on vous voit :

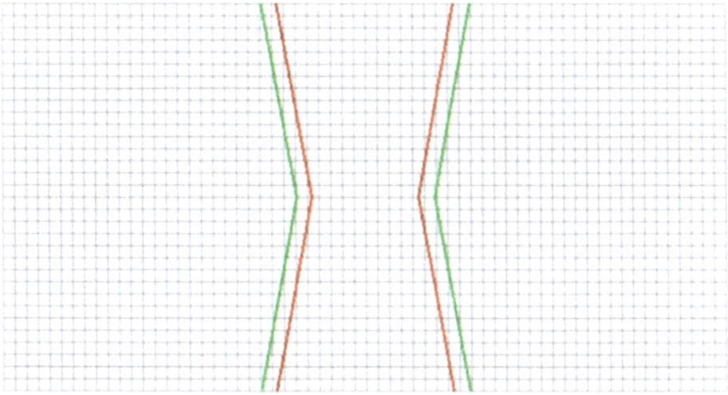

Voilà les erreurs à corriger :

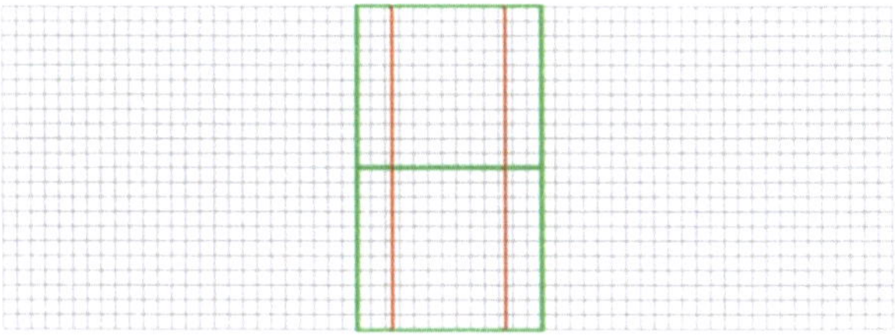

Bien équilibré mais très mince, c'est le morphotype en miroir du morphotype Athlétique. Il témoigne d'une alimentation correcte mais réduite au minimum indispensable des apports nutritionnels quotidiens.

Vos erreurs alimentaires

Trop peu de tout ! Voilà comment on pourrait résumer l'alimentation du morphotype Ascétique chez les hommes ou femmes ne dépensant pas beaucoup d'énergie quotidienne. Il est donc nécessaire pour ceux-là de réapprendre à manger.

En revanche, quelqu'un de très mince en raison de la pratique d'un sport intense devra simplement faire attention à compenser suffisamment l'énergie qu'il a puisée dans ses réserves musculaires, sous peine de devenir progressivement Cachectique.

Quoi qu'il en soit, que vous fassiez partie de l'une ou l'autre catégorie vous devez vous efforcer de rééquilibrer la quantité des aliments que vous consommerez.

Les points communs entre l'Ascétique et le Cachectique

Le point commun est que leur quantité nutritionnelle est inférieure à celle requise pour l'équilibre parfait du Galilée. Mais la différence essentielle est que, si un Ascétique ou un Athlétique peuvent maintenir leurs morphotypes sans danger, il faudra absolument qu'un Cachectique réapprenne à manger suffisamment pour obtenir au moins le statut d'Ascétique. La meilleure façon pour un Cachectique de revenir à des valeurs normales et de les maintenir pour un Ascétique sera de leur proposer un programme nutritionnel starter ou express.

Les conséquences

L'Ascétique non sportif présente une minceur harmonieuse. Seuls inconvénients : le risque d'une moindre résistance aux efforts physiques et intellectuels prolongés.

En pratique

Le petit déjeuner

Il devra être abondant et varié. L'idéal étant d'associer soit du fromage et de la charcuterie, avec une quantité raisonnable de pain.

Et du beurre, ou d'huile d'olive, ou de l'huile d'arachide, en quantité plus importante que la moyenne conseillée, afin d'augmenter vos réserves de lipides devenues insuffisantes.

Les œufs seront également autorisés, autant que vous aurez faim.

Le déjeuner

Le problème des ascétiques à faible activité physique est que ceux-ci n'ont en général pas très faim, voire pas faim du tout.

Pour vous ouvrir l'appétit, vous pourrez boire un verre de jus d'orange dans la demi-heure précédant le petit déjeuner et le déjeuner. Habitudes bien entendues formellement interdites pour les autres morphotypes.

Ce jus d'orange apportera à votre organisme les calories complémentaires qui vous aideront à constituer vos réserves.

Votre déjeuner se composera de viande (rouge de préférence), ou de volaille que vous cuirez braisée ou en sauce.

Pensez à manger la viande en premier, pour ne pas risquer d'en diminuer la quantité si vous la mangez avec ou après les féculents.

Quant aux féculents, mangez-en une quantité équivalente à 25 cl et consommez de préférence, des haricots, des frites ou encore du riz.

Le goûter

Veillez à bien goûter au retour de votre appétit et surtout ne l'augmentez pas de façon à ne pas vous couper l'appétit pour le soir.

Les gras végétaux : 30 g de chocolat noir ou, pour changer, des fruits denses comme les marrons grillés (12,5 cl).

Les fruits et dérivés sucrés : n'exagérez pas les fruits mais dans votre cas, des aliments type bananes séchées (1 ou 2) vous apporteront des protéines végétales, des lipides végétaux et des sucres semi-rapides indispensables pour reprendre un peu de poids et de volume.

Le dîner

Il devra privilégier les protéines animales à digestion rapide (poisson ou fruits de mer) dont vous devrez manger autant que vous aurez faim.

Choisissez et mangez à volonté des poissons gras comme le saumon, la morue ou la lotte…

Dans votre cas, vous pourrez augmenter la part habituelle de viande blanche, ce qui contribuera, entre autres, à remuscler vos fesses.

En revanche, limitez les légumes. Ils ont tendance à faire gonfler, ce qui accentue la culotte de cheval si on les consomme en trop grande quantité.

En résumé

Plus d'aliments nourrissants.
Suffisamment de fromage au petit déjeuner.
Suffisamment de viande au déjeuner.
Suffisamment de protéines végétales au goûter.
Moins de légumes au dîner.

Carnet de recettes

Petits déjeuners

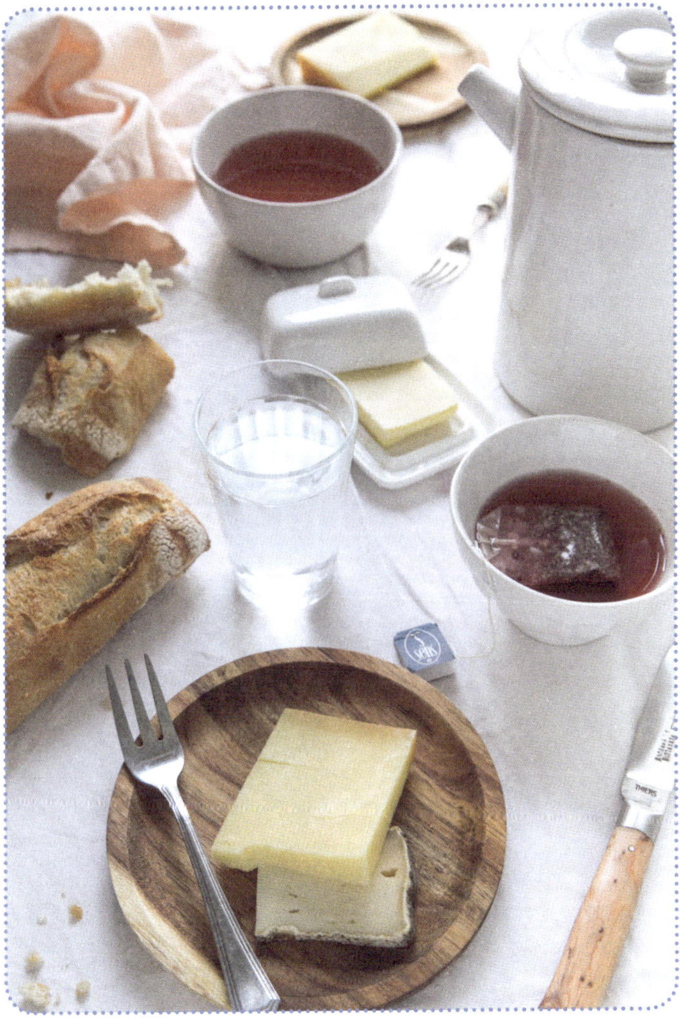

Camembert en tartines chaudes à la maniguette

Préparation : 3 minutes
Cuisson : 2 à 3 minutes

Ingrédients pour 1 personne

- 1/3 de baguette de pain tradition
- 4 c. à café d'huile d'olive
- 1 c. à moka de maniguette
- 100 g de camembert

Couper la baguette en deux dans le sens de la longueur.
Étaler 2 c. à café d'huile d'olive sur chaque tranche de pain.
Déposer sur chacune 1/2 c. à moka de maniguette.
Recouvrir avec le camembert en petits morceaux.
Passer au four sous le gril 2 à 3 minutes.

Bon à savoir

Le camembert doit être onctueux et doré mais pas coulant. Bien surveiller la cuisson.

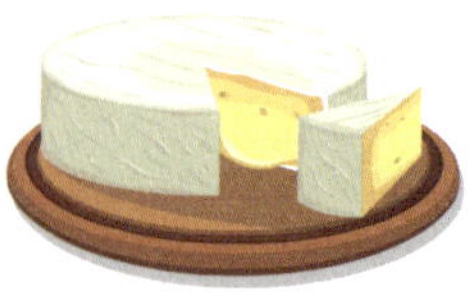

Conseil santé

Ce petit déjeuner est recommandé pour tous, surtout si vous souffrez d'hypercholestérolémie.

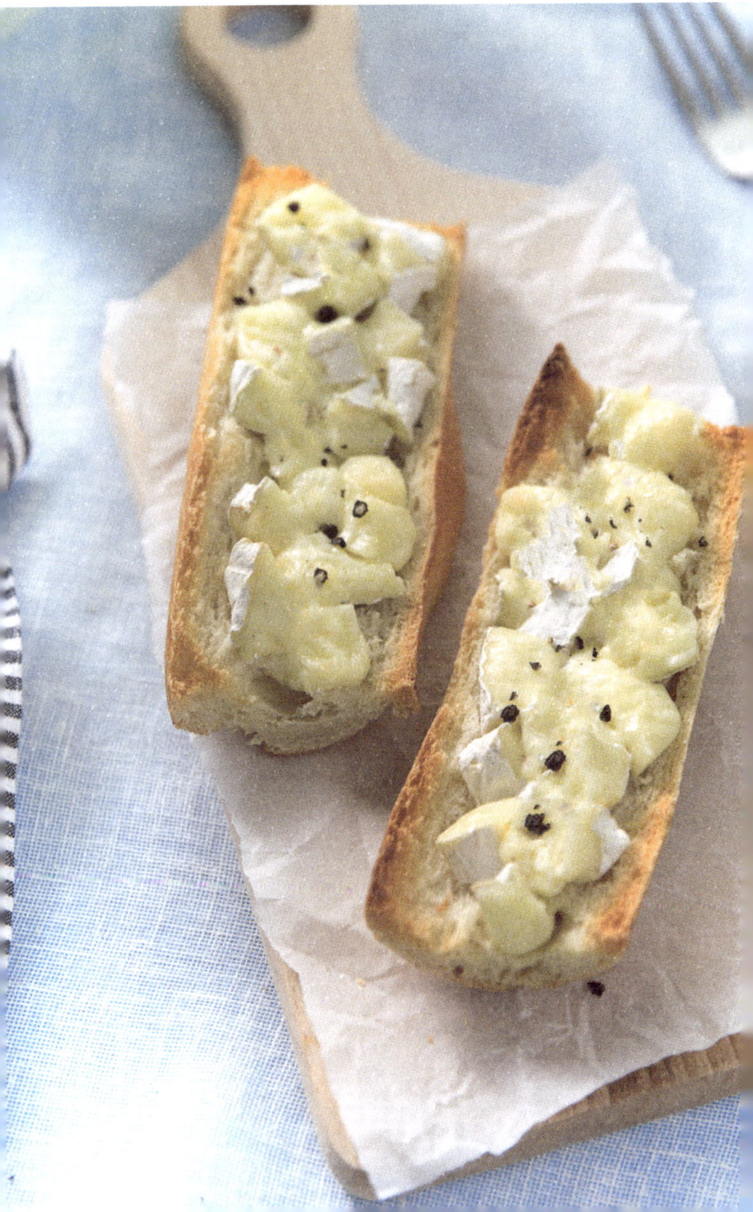

Cancoillotte en tartines chaudes à la ciboulette

Préparation : 3 minutes
Cuisson : 2 à 3 minutes

Ingrédients pour 1 personne
- 1/3 de baguette tradition
- 10 g de beurre
- 100 g de cancoillotte
- 6 brins de ciboulette

Couper le tiers de baguette en deux dans le sens de la longueur.
Étaler 5 g de beurre sur chaque tartine.
Recouvrir avec la cancoillotte.
Éparpiller dessus la ciboulette ciselée.
Passer au four sous le gril 2 à 3 minutes.

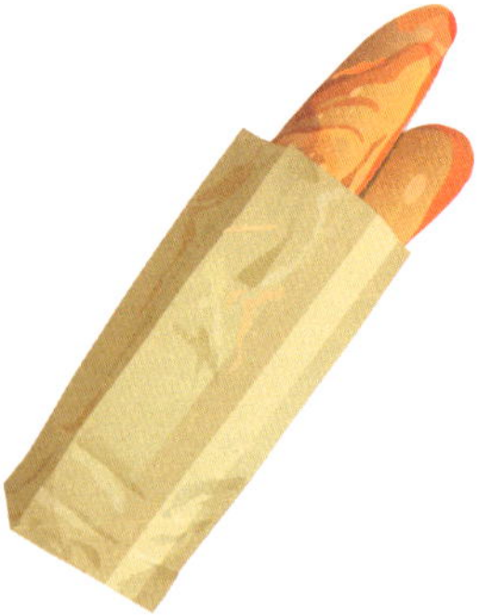

Conseil santé

Si vous souffrez d'hypercholestérolémie, remplacez le beurre par une cuillerée à soupe d'huile d'olive sur le pain.

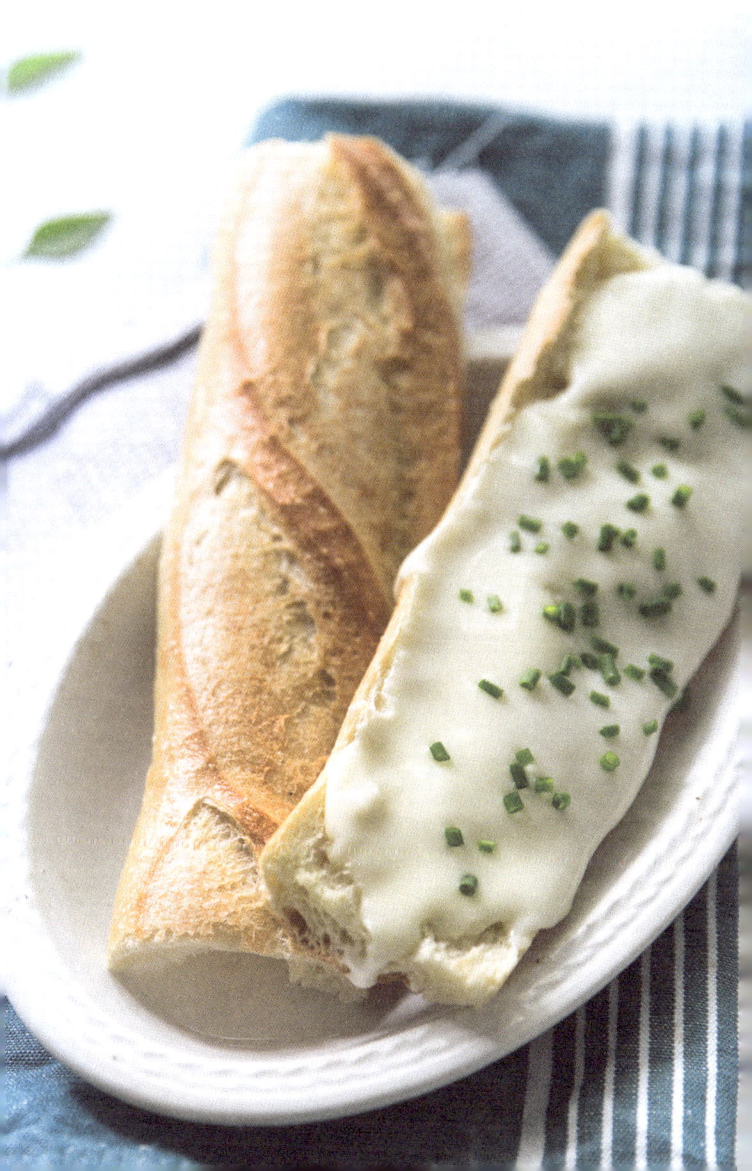

Crêpes au sarrasin, aux œufs et au fromage

Préparation : 5 minutes
Cuisson : 5 à 10 minutes

Ingrédients pour 4 crêpes

- 4 louches de pâte à crêpes de sarrasin
- 200 g de comté râpé
- 4 œufs
- Sel, poivre du moulin

Dans une crêpière très chaude, bien graissée ou antiadhésive, verser 1 petite louche de pâte d'un mouvement circulaire en inclinant la poêle.
Cuire la première face puis retourner la crêpe.
Parsemer sur toute sa surface 50 g de comté râpé, casser 1 œuf au-dessus, saler, poivrer.
On servira dès que le blanc sera pris.

Bon à savoir

Ce petit déjeuner particulièrement nourrissant convient aux matinées très actives.

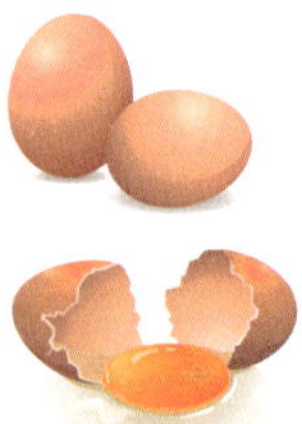

Conseil santé

Mais attention, en cas d'hypercholestérolémie génétique, le jaune d'œuf est déconseillé, même le matin.

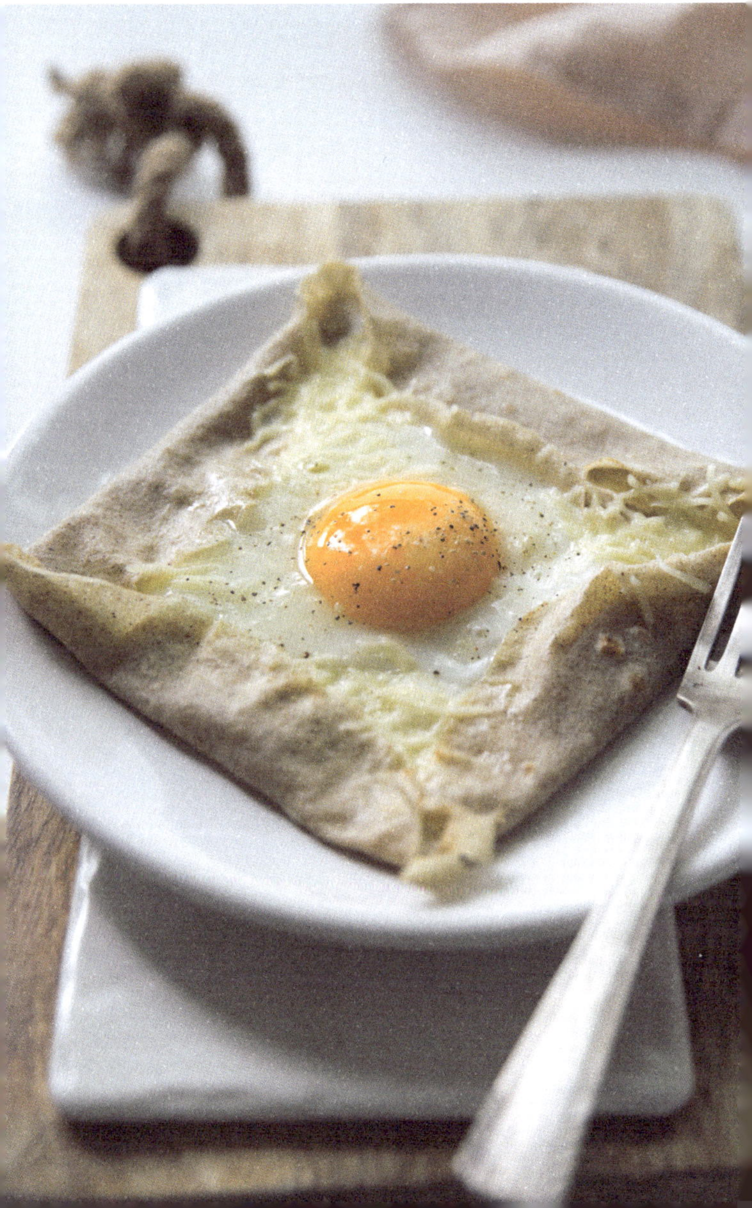

Crêpes de chèvre frais et de roquefort à la crème

Préparation : 5 minutes
Cuisson : 5 minutes

Ingrédients pour 4 crêpes

- 60 g de roquefort
- 100 g de chèvre frais
- 2 c. à soupe de crème fraîche
- 4 louches de pâte à crêpes de sarrasin
- Sel, poivre du moulin

Écraser le roquefort à la fourchette.
Le mélanger avec le chèvre frais et la crème fraîche.
Poivrer et saler très largement.
Préparer 4 crêpes et les tartiner avec la préparation.

Bon à savoir

Vous aurez préparé d'avance la pâte à crêpes.
Et vous veillerez à tartiner les crêpes encore bien chaudes.

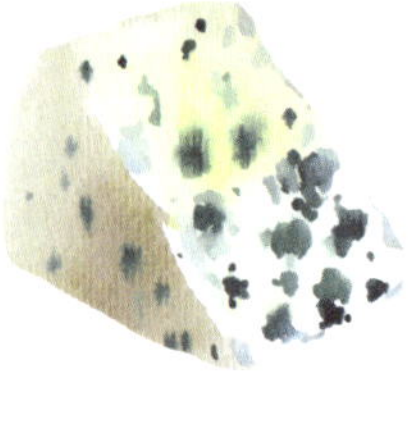

Conseil santé

Tout le monde peut déguster cette délicieuse préparation, surtout les personnes souffrant d'hypercholestérolémie.

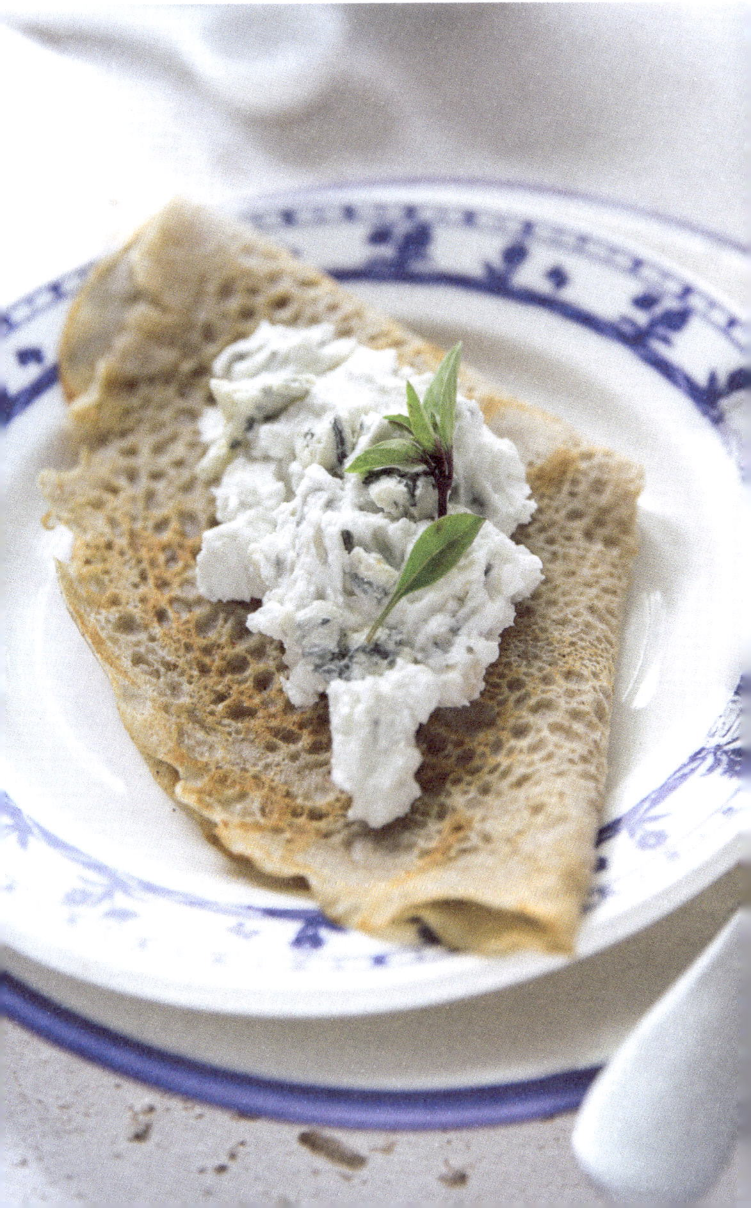

Croque-monsieur campagnard

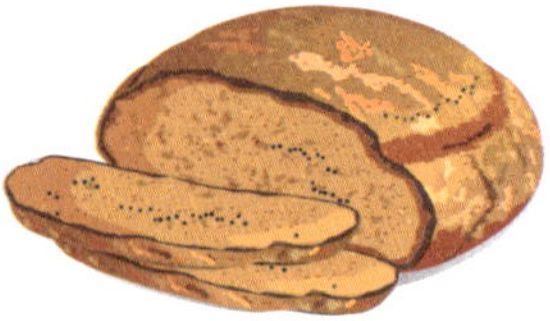

Préparation : 5 minutes
Cuisson : 1 minute

Ingrédients pour 2 croque-monsieur

- 4 tranches de pain de campagne
- 40 g de beurre
- 2 tranches de jambon cru
- 80 g de coulommiers
- 20 g de gruyère râpé

Faire griller légèrement les tranches de pain de campagne, en tartiner 2 avec le beurre, ajouter sur chacune 1 tranche de jambon pliée en quatre et 40 g de fromage, couvrir avec les 2 autres tranches de pain.
Parsemer le dessus des croque-monsieur de 10 g de fromage chacun.
Faire chauffer 1 minute au four à micro-ondes.

Bon à savoir

Si votre religion vous interdit le porc, remplacez le jambon cru par des merguez (le jambon de volaille ne sera pas assez gras).

Conseil santé

Il est recommandé aux personnes souffrant d'hypercholestérolémie (ou pour le plaisir !) de remplacer le beurre par une cuillerée à soupe d'huile d'olive sur le pain.

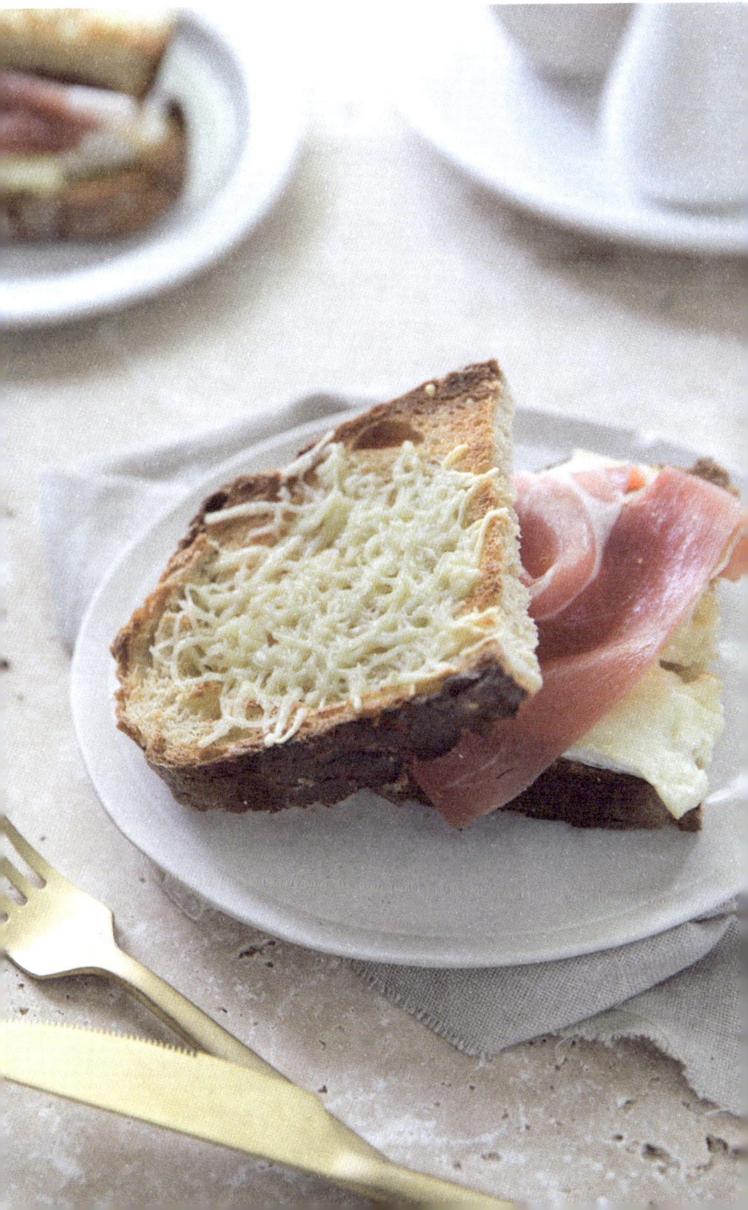

Œufs brouillés aux merguez et au fromage

Préparation : 5 minutes
Cuisson : 10 minutes

Ingrédients pour 2 personnes

- 2 merguez
- 1 c. à soupe de graisse d'oie
- 2 œufs
- 80 g de comté râpé
- 10 g de beurre

Couper les merguez en rondelles, les faire revenir avec la graisse d'oie dans une poêle antiadhésive chaude. Quand elles sont dorées, casser les œufs dessus et remuer pour bien mélanger le blanc et le jaune jusqu'à la cuisson désirée en y ajoutant le fromage et le beurre coupé en petits morceaux en fin de cuisson.

Accompagnement :
1/4 de baguette tradition tartinée de 10 g de beurre, par personne.

Bon à savoir

Ce solide petit déjeuner est particulièrement bienvenu pour un long matin d'hiver. On pourra facilement en faire son déjeuner en doublant les rations, mais en remplaçant le pain par 1 bol chinois de frites ou d'un autre féculent. On pourra, si la matinée n'est pas très active, déjeuner plus légèrement sans fringale gênante.

Conseil santé

Même si vous ne souffrez pas d'hypercholestérolémie, ne mangez ni œufs ni charcuterie au déjeuner qui suit ce plat du matin.

Si vous souffrez d'hypercholestérolémie, remplacez le beurre par de la graisse d'oie ou de porc sur les merguez et par de l'huile d'olive sur le pain.

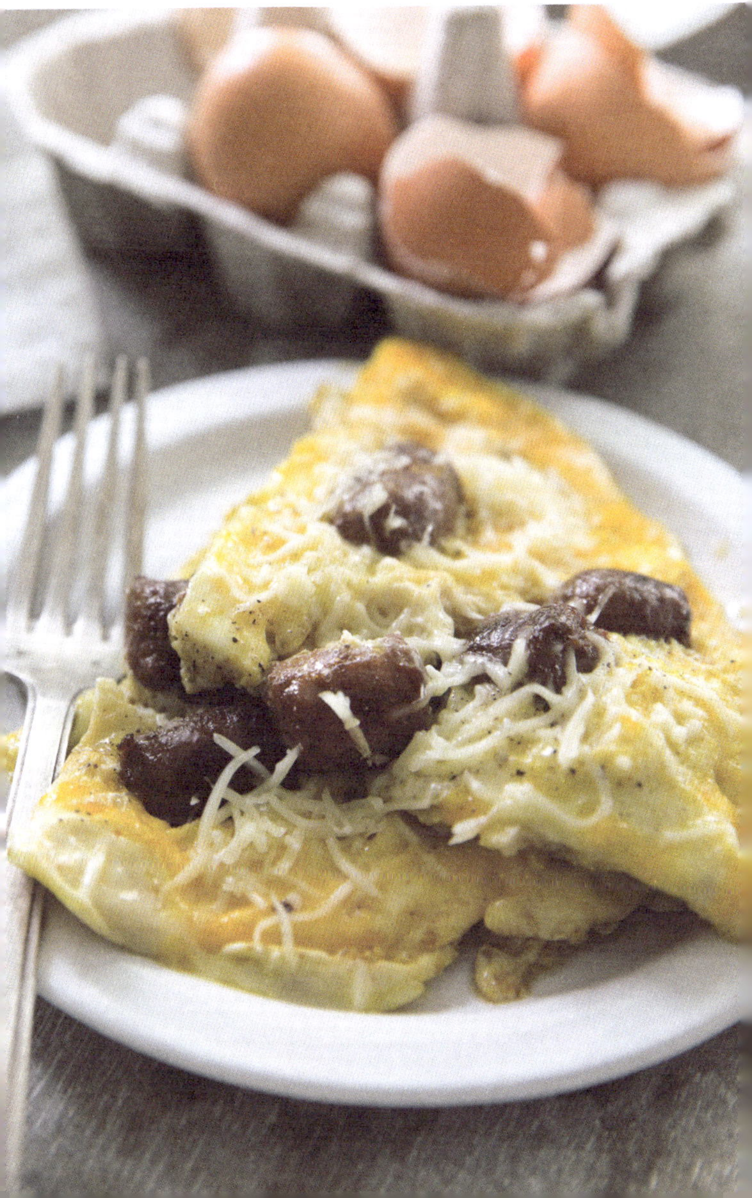

Œufs en gelée au P'tit Basque

Préparation : 10 minutes
Cuisson : 5 minutes (la veille)

Ingrédients pour 2 personnes

- 4 œufs
- 1 sachet de gelée
- 1 branche d'estragon
- 100 g de P'tit Basque en dés
- 1/3 de baguette tradition coupée en 2 tranches beurrées
- Sel

Plonger doucement les œufs dans l'eau bouillante salée pendant 5 minutes. Il faut saler largement l'eau pour que la coquille des œufs n'éclate pas. Les refroidir dans l'eau glacée puis les écaler.
Préparer la gelée suivant le mode d'emploi du sachet et laisser refroidir, puis tapisser des petits moules ronds d'une couche de gelée et faire prendre au réfrigérateur.
Déposer ensuite dans les moules quelques feuilles d'estragon puis l'œuf et quelques dés de fromage, recouvrir de gelée et faire prendre au réfrigérateur.
Recouvrir 2 assiettes à dessert d'une fine couche de gelée et laisser au frais.
Au moment de servir, démouler les œufs en les trempant un instant dans l'eau très chaude et les déposer au centre des assiettes. Déguster avec les 2 tranches de pain tradition beurrées.

Bon à savoir

Au déjeuner, les viandes blanches suffiront à calmer l'appétit.

Conseil santé

Même si vous ne souffrez pas d'hypercholestérolémie, ce petit déjeuner ne devra pas être suivi d'un déjeuner comportant des œufs.

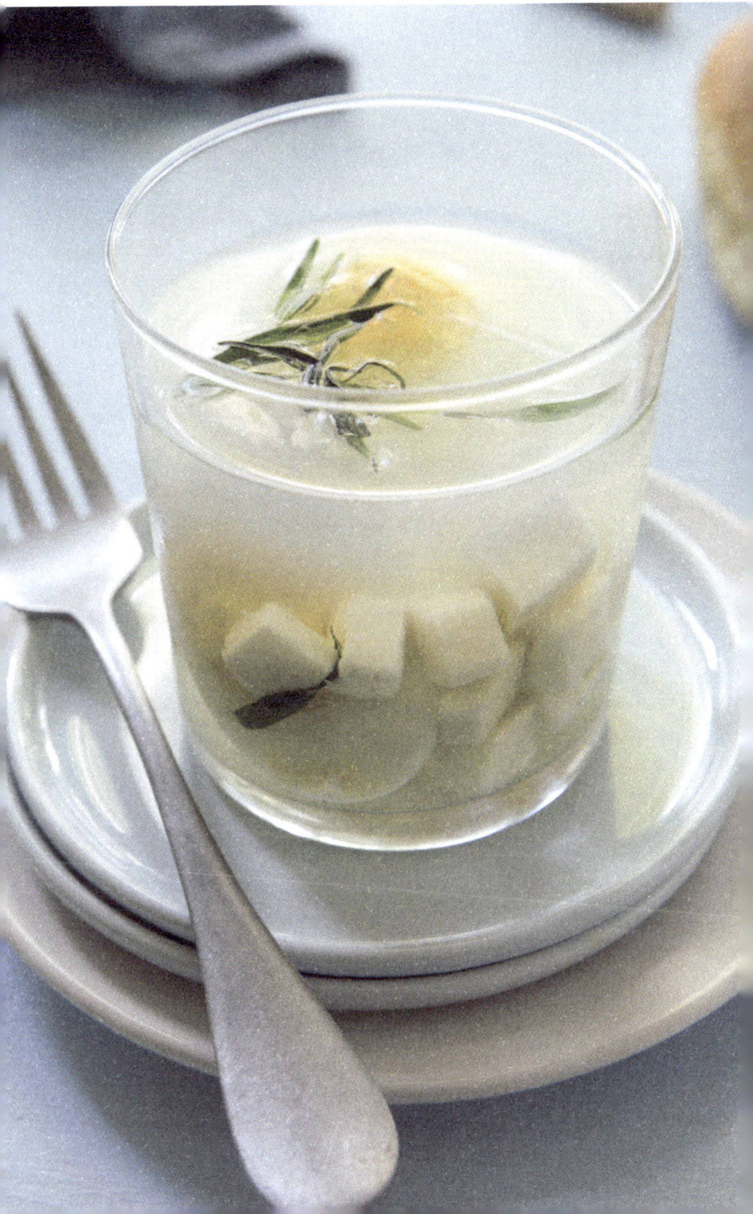

Quiche à la nord-sud

Préparation : 15 minutes
Cuisson : 45 minutes

Ingrédients pour 4 personnes

- 250 g de pâte brisée
- 200 g de rondelles de merguez
- 4 œufs
- 150 g de crème fraîche
- 1 pointe de noix de muscade
- Sel, poivre blanc

Matériel

- 1 moule à tarte antiadhésif de 24 cm de diamètre
- 1 feuille de papier sulfurisé

Préchauffer le four à 200 °C (th. 6-7).

Garnir le moule de pâte. Piquer la pâte à l'aide d'une fourchette tous les 3 cm environ. Disposer dessus une feuille de papier sulfurisé recouverte de petits cailloux ronds ou de haricots secs.

Enfourner et précuire pendant 10 minutes.

Pendant ce temps, faire revenir les rondelles de merguez dans une poêle qu'on veillera à maintenir à feu doux.

Après la précuisson, sortir la tarte du four et laisser celui-ci en attente à 200 °C.

Enlever le papier cuisson et disposer les rondelles de merguez sur le fond de tarte en appuyant légèrement pour qu'elles restent prises dans la pâte.

Dans un saladier, mélanger les œufs et la crème, poivrer, saler modérément à cause des merguez, ajouter la noix de muscade, verser sur le fond de quiche et enfourner 30 minutes en veillant à ne pas laisser bouillir la garniture et en surveillant la couleur.

Quand la quiche est dorée, vérifier la cuisson avec la pointe d'un couteau qui doit ressortir propre si la tarte est à point.

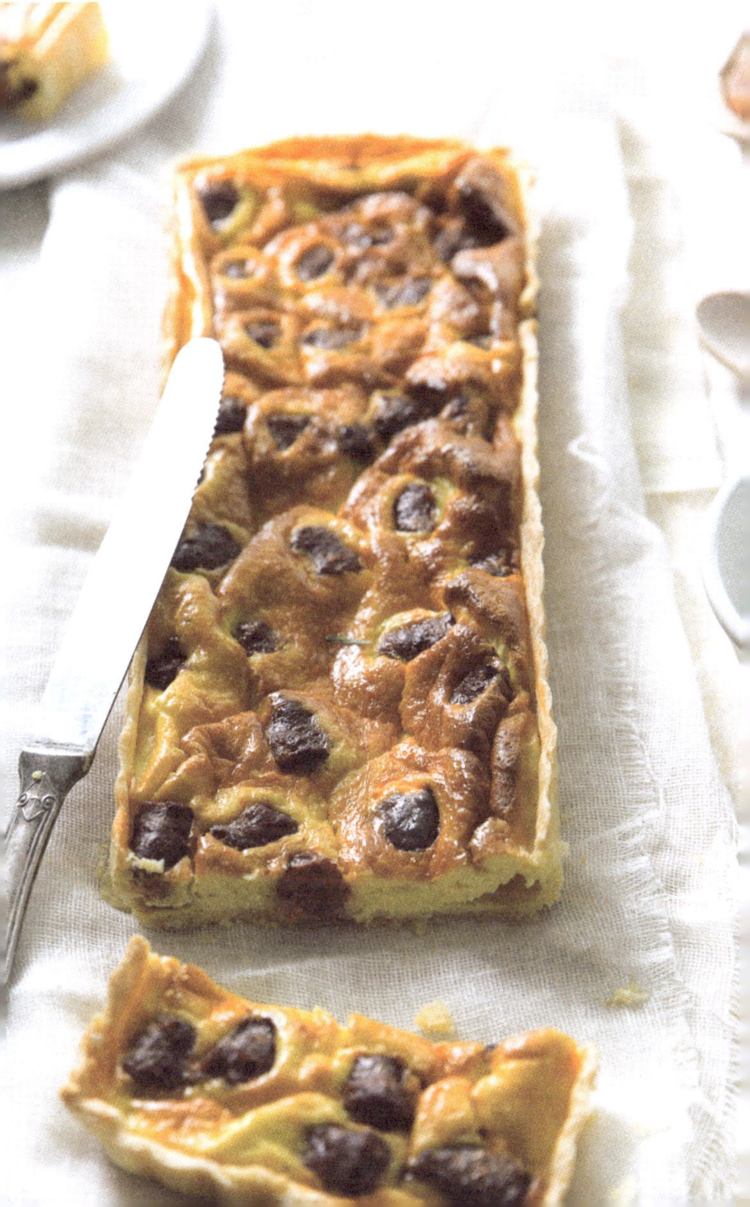

Pâte à crêpes au sarrasin

Préparation : 10 minutes
Repos de la pâte : 2 à 3 heures

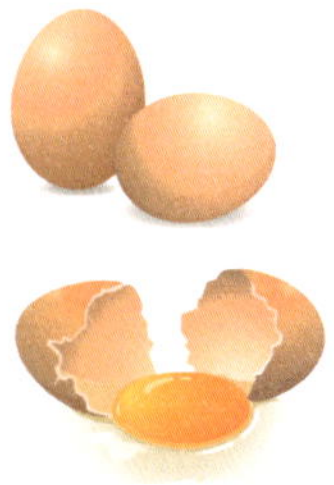

Ingrédients pour 12 crêpes

- 125 g de farine de sarrasin
- 1 œuf
- 25 cl de lait
- 1 pincée de sel

Mettre la farine dans une terrine, creuser un puits. Y casser l'œuf entier. Ajouter le sel et un peu de lait tiédi.
Travailler à la cuillère en bois en incorporant peu à peu la farine aux ingrédients du puits. Mouiller progressivement avec le lait, jusqu'à ce que la pâte soit bien homogène et lisse.
Si besoin, ajouter un peu d'eau. La consistance doit être souple, mais pas trop liquide.
Laisser reposer la pâte 2 à 3 heures, recouverte d'un film alimentaire.

Bon à savoir

Vous pouvez congeler cette pâte en portions dont la taille dépendra de votre utilisation (compter 2 petites louches pour 1 personne). Cette pâte servira de base au petit déjeuner, mais aussi au déjeuner et dans ce cas, elle remplacera les féculents.

Conseil santé

Elle est recommandée aux personnes souffrant d'intolérance au gluten. Mais attention, en cas d'hypercholestérolémie, de surcharge, celle-ci ne pourra se manger qu'au petit déjeuner et à aucun moment, en cas d'hypercholestérolémie génétique.

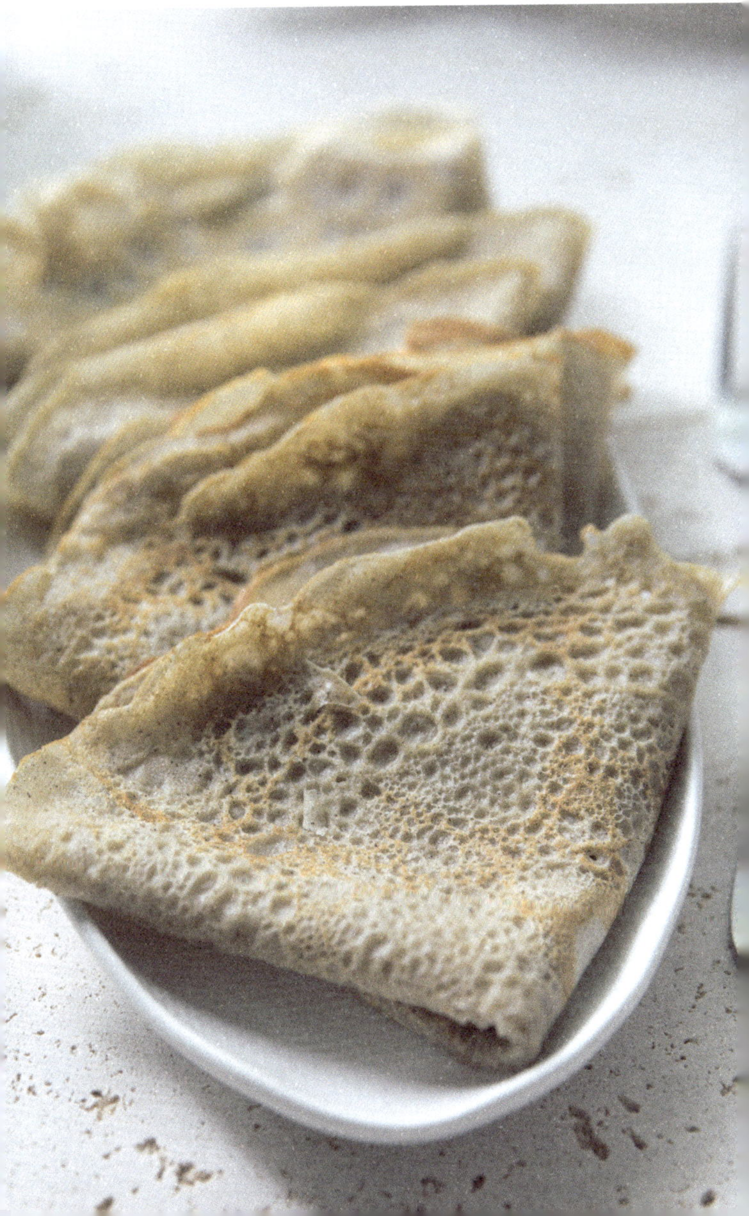

Tarte au maroilles et aux petits lardons

Préparation : 10 minutes
Cuisson : 25 minutes

Ingrédients pour 4 personnes

40 g de lardons
1 c. à soupe de graisse d'oie
1 c. à café de farine
250 g de pâte brisée sans beurre
1 c. à café de farine
100 g de maroilles
2 œufs
100 g de crème fraîche
Sel, poivre du moulin

Dans une poêle antiadhésive, faire revenir les lardons.
Préchauffer le four à 210 °C (th. 7).
Tapisser un moule à tarte enduit de graisse d'oie et légèrement fariné avec la pâte brisée.
Couper le maroilles en petits dés, le mélanger dans un saladier avec les œufs battus en omelette, la crème fraîche, les lardons sautés.
Bien poivrer, mais saler très légèrement à cause des lardons.
Mettre à cuire au four pendant environ 20 minutes, jusqu'à ce que la surface de la tarte soit dorée.
Servir chaud.

Bon à savoir

Cette tarte peut se préparer la veille et se réchauffer au four, mais pas au four à micro-ondes, ce qui ramollirait la pâte. Vous pouvez préparer cette tarte en vue de plusieurs petits déjeuners individuels et la découper en 4 parts individuelles que vous congèlerez.

Tartines de roquefort aux noisettes

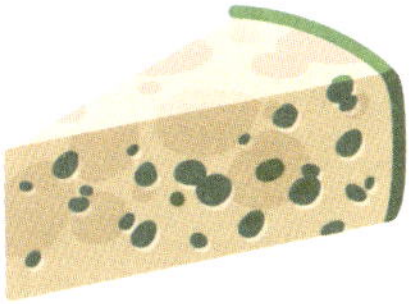

Préparation : 10 minutes

Ingrédients pour 1 personne

100 g de roquefort
1 c. à soupe de crème épaisse
5 cl de noisettes écrasées
1/3 de baguette de pain tradition, coupée en deux dans le sens de la longueur

Couper le roquefort en petits morceaux.
Le passer au mixeur avec la crème avant d'ajouter les noisettes.
Déposer le tout sur les tranches de pain légèrement grillées.

Bon à savoir

Le roquefort étant un fromage au goût fort, je vous conseille de l'accompagner d'un café africain ou d'un thé fumé.

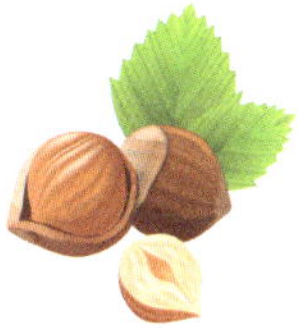

Conseil santé

Ce petit déjeuner est recommandé pour tous, surtout si vous souffrez d'hypercholestérolémie.

Tarte au Pavé d'Auge et au livarot

Préparation : 15 minutes
Cuisson : 35 minutes

Ingrédients pour 4 personnes

- 250 g de pâte brisée
- 1 Pavé d'Auge
- 1/2 livarot
- 25 cl de crème fraîche
- 1 c. à soupe de crème épaisse
- 4 œufs
- Sel, poivre du moulin

Étaler la pâte, en garnir un moule à tarte de 25 cm de diamètre, piquer la pâte avec une fourchette.
Laisser le moule en attente au réfrigérateur.
Ôter la croûte des fromages et les couper en dés de 1 cm de côté.
Préchauffer le four à 210 °C (th. 7).
Dans un saladier, casser les œufs, les fouetter avec la crème, saler et poivrer.
Disposer les dés de fromage sur le fond de tarte puis le contenu du saladier et enfourner pendant 35 minutes environ.

Bon à savoir

La tarte peut se déguster chaude ou tiède, on peut d'ailleurs la congeler et la réchauffer au four traditionnel (éviter le four à micro-ondes qui ramollirait la pâte).

Conseil santé

Si vous souffrez d'hypercholestérolémie, utilisez une pâte brisée sans beurre.

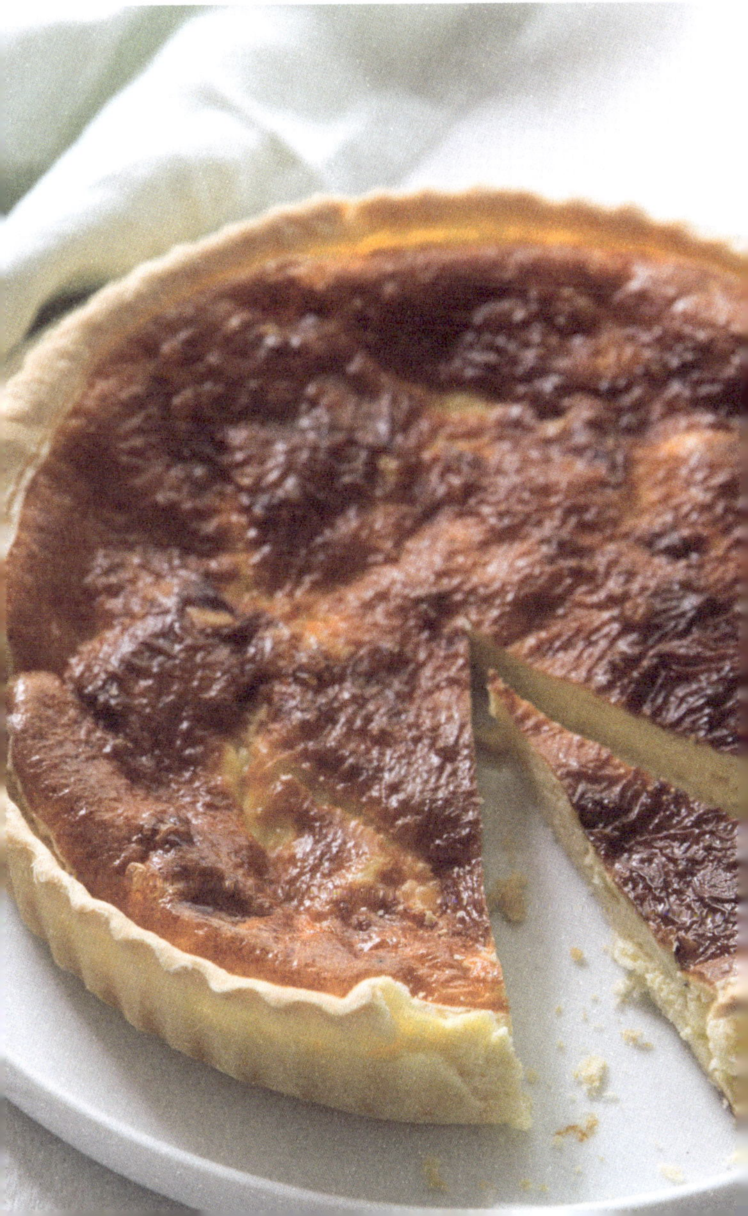

Déjeuners

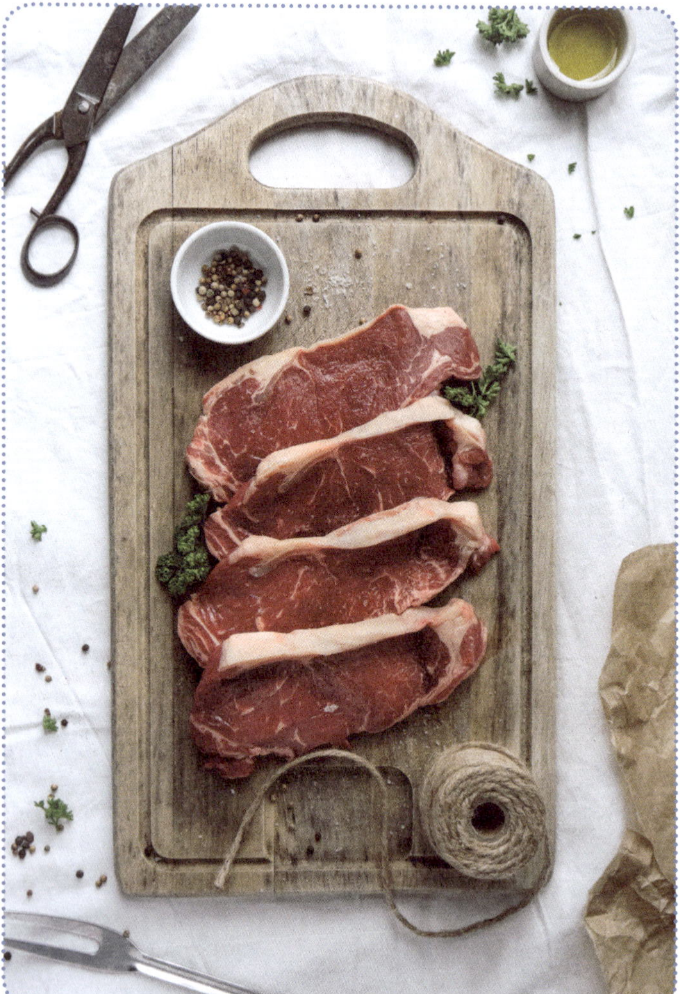

Boudin noir aux oignons

Temps de préparation : 10 minutes
Temps de cuisson : 40 minutes

Ingrédients pour 3 personnes

750 g d'oignons
2 c. à soupe et 1 c. à café d'huile d'olive
750 g de boudin noir
Sel, poivre

Peler les oignons et les émincer finement.
Dans une poêle, faire chauffer 2 c. à soupe d'huile d'olive jusqu'à ce qu'elles soient bien chaudes, sans laisser brûler l'huile.
Jeter les oignons émincés dans la poêle, saler, poivrer, laisser cuire 30 minutes à feu doux.
Dans une autre poêle, faire chauffer la c. à café d'huile d'olive, ajouter le boudin coupé en tronçons, saler, poivrer, faire cuire les tronçons 5 minutes de chaque côté.
Déposer la fondue d'oignons dans un plat bien chaud et poser dessus les boudins sautés.

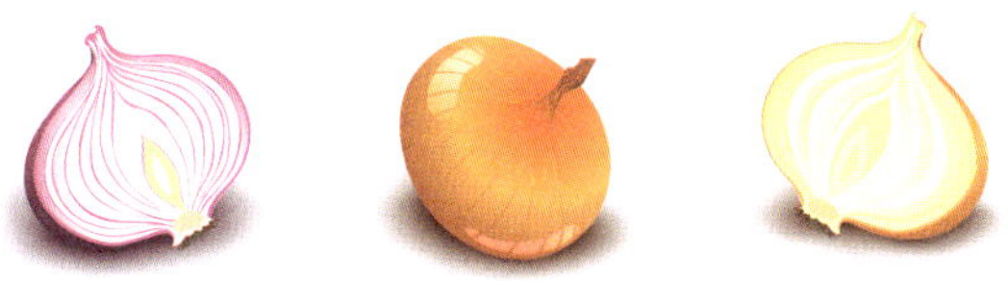

Agneau de lait sauté au citron

Temps de préparation : 15 minutes
Temps de cuisson : 25 minutes

Ingrédients pour 4 parts

- 4 c. à soupe d'huile d'olive
- 1,2 kg d'agneau de lait
- 3 oignons
- 300 g de pommes de terre
- 1 c. à soupe de farine
- 3 c. à soupe de jus de citron
- 2 c. à café de paprika
- Sel, poivre

Dans une sauteuse, déposer les 4 c. à soupe d'huile d'olive et les faire chauffer. Dès que l'huile fume, y déposer l'agneau coupé en petits morceaux (de la taille de gros dés), les oignons grossièrement hachés et les pommes de terre coupées en très petits cubes.

Saler et poivrer.

Bien rissoler le tout (il faut que les pommes de terre soient frites).

Saupoudrer de farine, bien mélanger, ajouter le jus de citron et le paprika.

Laisser cuire 20 minutes à feu très doux.

Bon à savoir

S'il est destiné à un repas de famille, ce plat se mangera immédiatement, accompagné de riz créole.

On peut le réserver au congélateur dans des sacs ou des boîtes individuelles pour le manger dans la semaine.

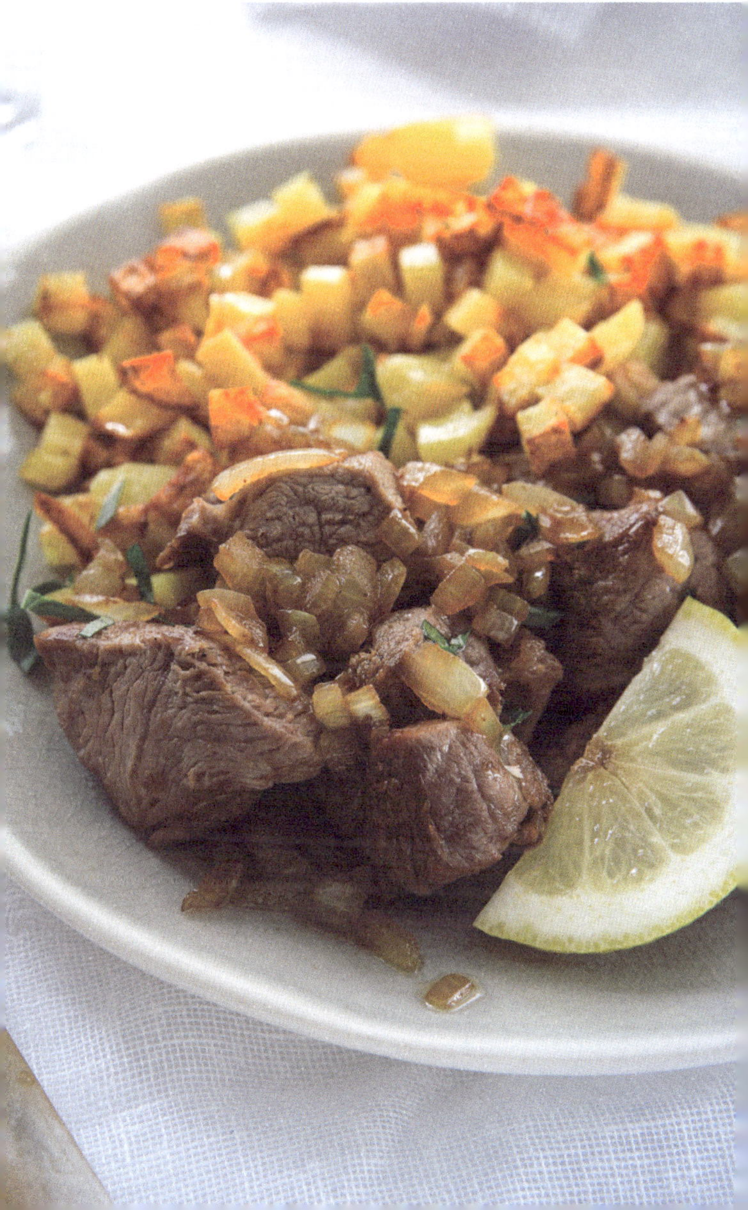

Canard au gingembre

Plat à préparer un dimanche pour la semaine.

Temps de préparation : 15 minutes
Temps de cuisson : 100 minutes

Ingrédients pour 6 personnes

- 2 canards (1,2 kg)
- 2 c. à café de gingembre en poudre
- 3 c. à soupe de vinaigre de xérès
- 1 racine de gingembre râpé
- 2 c. à soupe de gingembre confit
- 1 boîte 4/4 d'ananas
- 50 g de beurre
- Sel, poivre

Allumer le four à 230 °C (thermostat 8). Découper 2 grandes feuilles d'aluminium pour envelopper chaque canard.
Saupoudrez l'intérieur et l'extérieur de chaque canard avec le gingembre en poudre. Saler, poivrer. Recouvrir de gingembre râpé.
Emballer les canards très serrés et très hermétiquement dans les feuilles d'aluminium. Laisser cuire 1 heure.
Au terme de la cuisson, ouvrir les papillotes, débarrasser les canards du gingembre râpé. Remettre 30 minutes au four pour permettre aux volailles de dorer.
Récupérer le jus de cuisson dans une petite casserole. Y ajouter le vinaigre et le gingembre confit, haché. Porter à ébullition et réserver.
Égoutter les rondelles d'ananas et les faire dorer à la poêle dans le beurre bien chaud.
Servir le canard découpé, entouré d'ananas, sa sauce dans une saucière et un pot de chutney d'ananas. On l'accompagnera d'un riz créole.

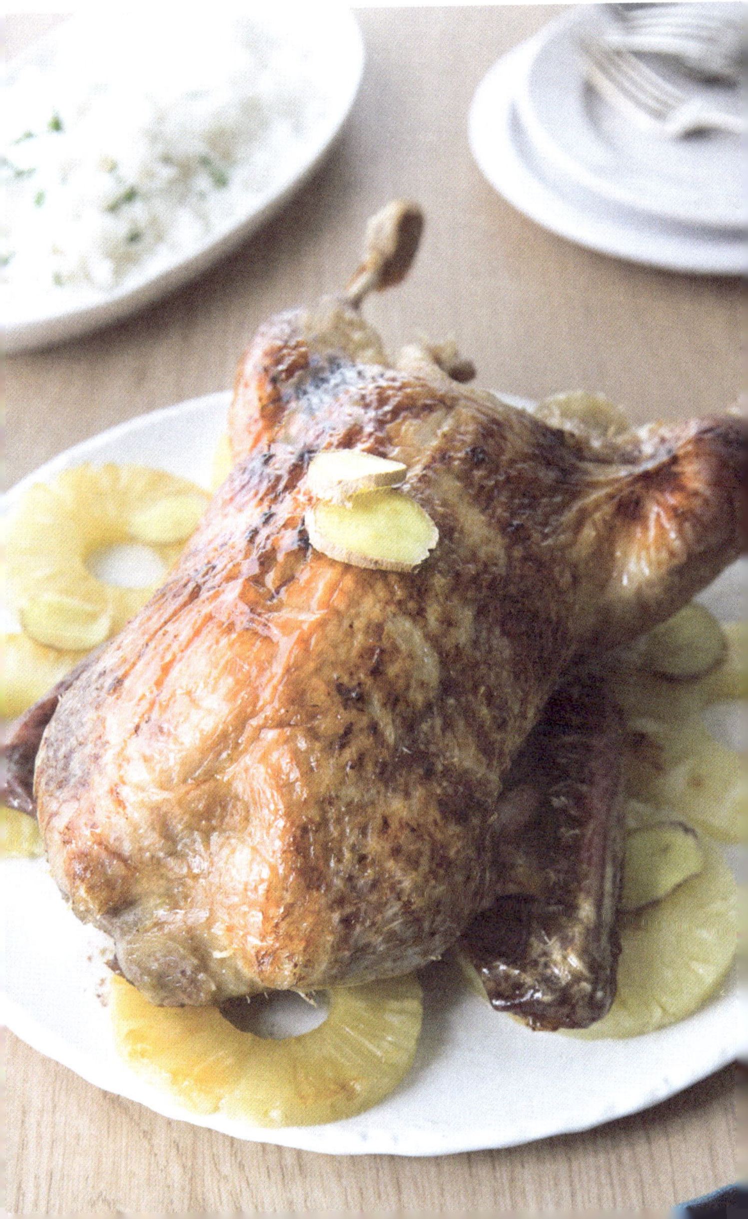

Daube du Béarn

Ingrédients pour 6 personnes

- 1 kg de bœuf dans le jumeau ou le paleron
- 1 kg de joue de bœuf
- 2 carottes
- 2 oignons
- 1 bouquet garni
- 1 bouteille de bon vin rouge
- 50 cl d'armagnac
- 1 couenne de lard
- 2 c. à soupe de graisse de canard
- 4 gousses d'ail
- 2 tomates
- 6 écorces d'oranges confites
- 300 g de pruneaux
- Sel, poivre

La veille, préparation : 25 minutes

Faire couper la viande en gros cubes par votre boucher.
Éplucher les carottes et les couper en rondelles.
Éplucher les oignons et les émincer. Disposer les morceaux de viande dans un plat en verre ou en terre avec les rondelles de carottes, les oignons émincés et le bouquet garni. Mouiller avec le vin et l'armagnac. Couvrir et laisser mariner au moins une nuit.

Le lendemain, cuisson : 3 à 4 heures

Tapisser la cocotte de la barde de lard.
Égoutter la viande et l'éponger. Dans une sauteuse, faire chauffer la graisse de canard et faire dorer la viande sur toutes ses faces, verser dessus la marinade filtrée, ajouter les gousses d'ail débarrassées de leur germe, les rondelles de carottes et d'oignons. Porter à ébullition à feu vif, et baisser pour obtenir une faible ébullition pendant 3 heures.
Ajouter les tomates coupées en dés, les écorces d'oranges confites et les pruneaux.
Servir dans des assiettes chaudes. Accompagner avec du riz pilaf ou des pommes vapeur.

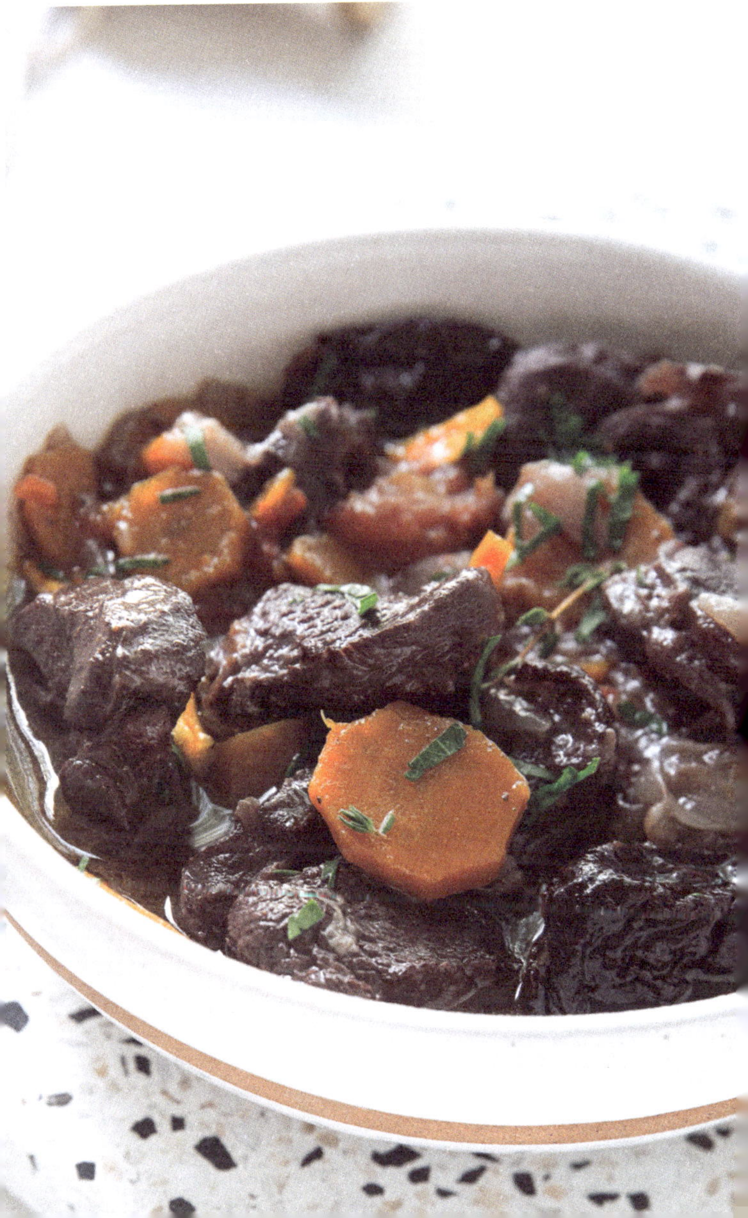

Omelette aux deux fromages

Plat très rapide à réaliser.

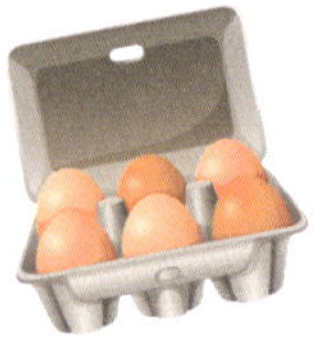

Temps de préparation : 5 minutes
Temps de cuisson : 4 à 6 minutes

Ingrédients pour 2 personnes

- 8 œufs
- 100 g de bleu de Bresse
- 100 g de gruyère râpé
- 1 c. à café de graisse de canard
- 2 c. à café de ciboulette
- Sel, poivre

Dans une assiette, écraser le bleu de Bresse.
Casser les œufs dans un grand bol, ajouter le bleu de Bresse écrasé et remuer avec un fouet métallique.
Incorporer le fromage râpé, saler, poivrer, remuer à nouveau avec le fouet et laisser reposer l'omelette.
Faire fondre la c. à café de graisse de canard dans la poêle, puis y verser l'omelette.
Faire cuire uniformément à l'aide d'une spatule.
Sur deux assiettes bien chaudes, disposer une moitié d'omelette, répartir sur chaque moitié 1 c. à café de ciboulette.

Bon à savoir

Cette omelette peut très bien se manger au petit déjeuner, le temps de cuisson dépendra des goûts de chacun.

Attention !

Ce plat est interdit à midi en cas d'hypercholestérolémie, de surcharge pondérale et même le matin en cas d'hypercholestérolémie génétique.

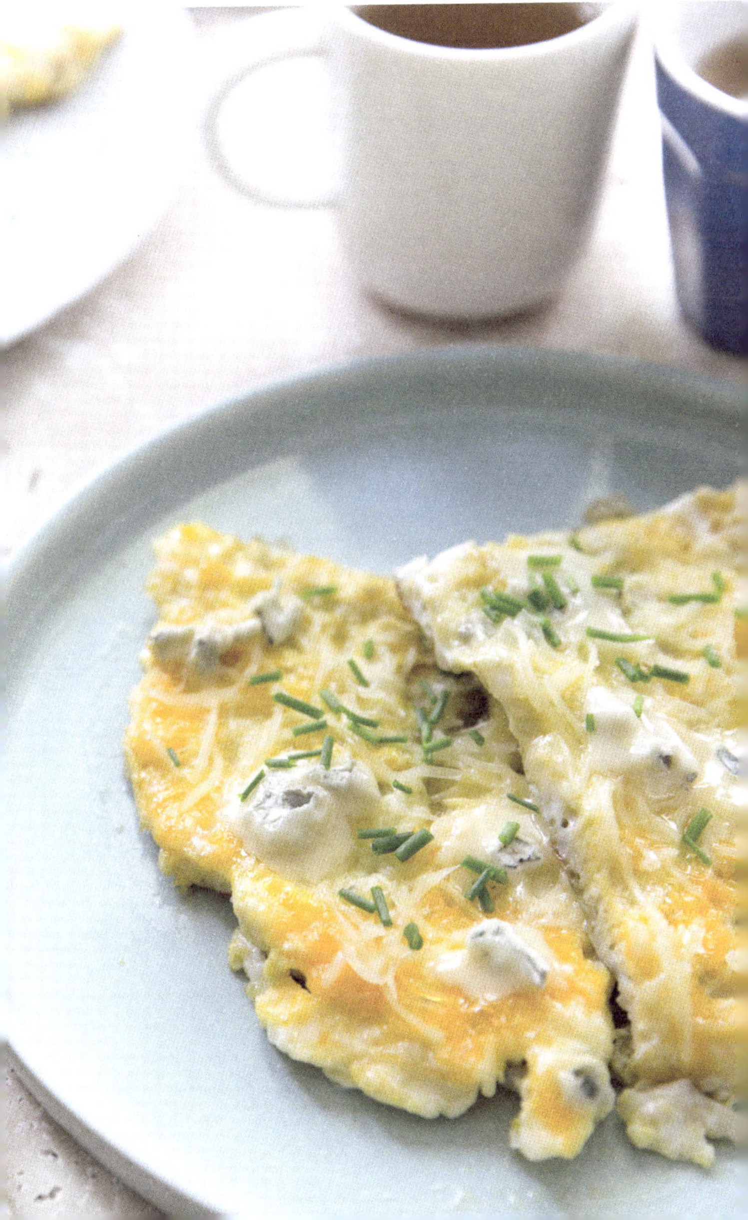

Pommes de terre à la sarladaise

Préparation : 10 minutes
Cuisson : 45 minutes

Ingrédients pour 2 personnes

1 gousse d'ail
4 pommes de terre Charlotte de taille moyenne
1 c. à soupe de graisse de canard
1 c. à soupe de persil

Couper finement l'ail.
Ciseler le persil en le hachant grossièrement.
Éplucher les pommes de terre, et les couper en rondelles fines et les essuyer soigneusement.
Dans une poêle, faire chauffer la graisse de canard ; dès qu'elle est chaude, y déposer les rondelles de pommes de terre et les faire rissoler en remuant la poêle de temps en temps.
Quand les pommes de terre sont rissolées, couvrir la poêle 2 minutes, pas plus.
Découvrir, retourner avec une spatule avec délicatesse.
Faites rissoler l'ail et le persil dans un peu de graisse de canard et les déposer sur les pommes de terre.
Finir la cuisson à découvert.

Bon à savoir

C'est le meilleur accompagnement de toutes les spécialités périgourdines !

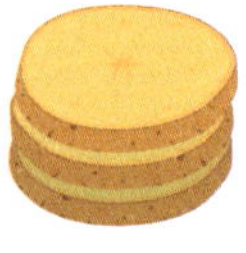

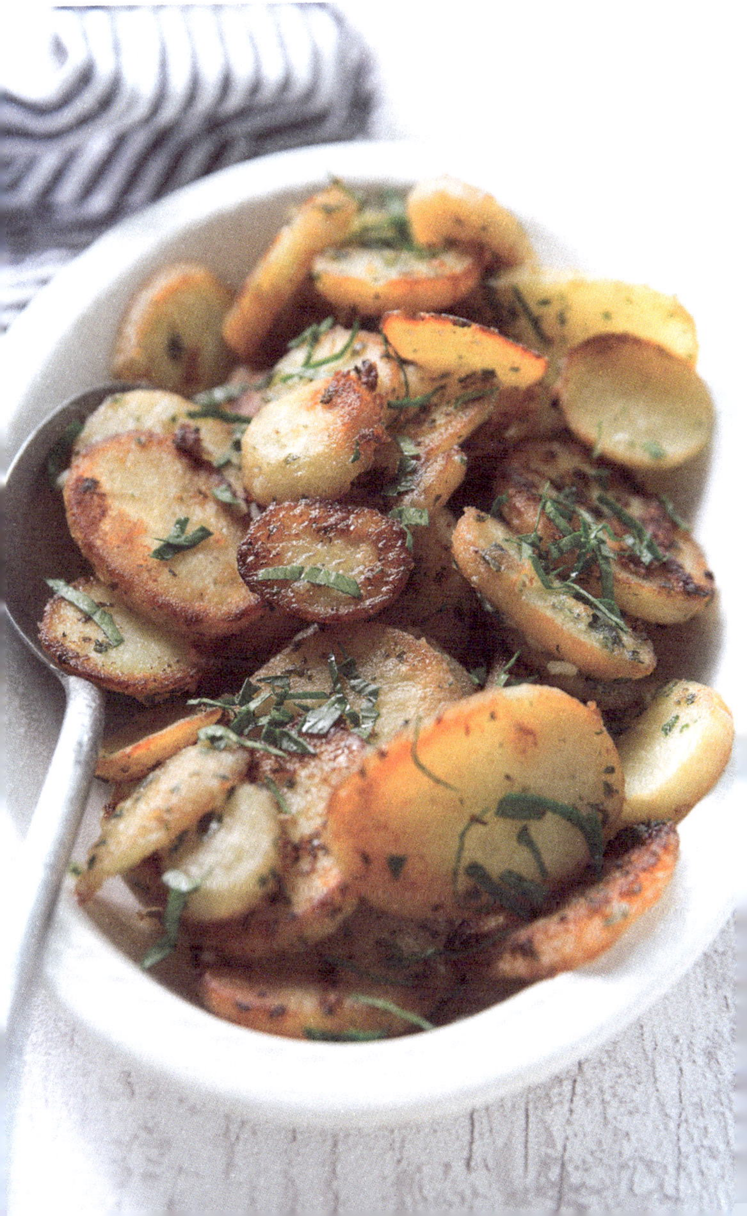

Poulet du boucanier

Plat très rapide à réaliser après 12 heures de marinade faite la veille.

Temps de préparation : 15 minutes
Temps de cuisson : 20 minutes

Ingrédients pour 4 personnes

- 3 citrons verts
- 4 échalotes
- 4 gousses d'ail
- 2 branches de thym
- 1 c. à café de piment d'Espelette
- 1 poulet fermier (1,3 kg) coupé en morceaux par le boucher
- Sel, poivre

La veille

Extraire le jus et la pulpe des 3 citrons.
Hacher les échalotes et les gousses d'ail.
Effeuiller les branches de thym.
Dans un plat creux, verser le tout, avec la c. à café de piment d'Espelette, mixer.
Badigeonner les morceaux de poulet avec la marinade, les poser dans le plat, mettre celui-ci au réfrigérateur en retournant les morceaux de poulet de temps en temps.

Le lendemain

Faire griller au four les morceaux de poulet jusqu'à cuisson à point, la peau bien dorée.
Servir dès la sortie du four, avec des frites.

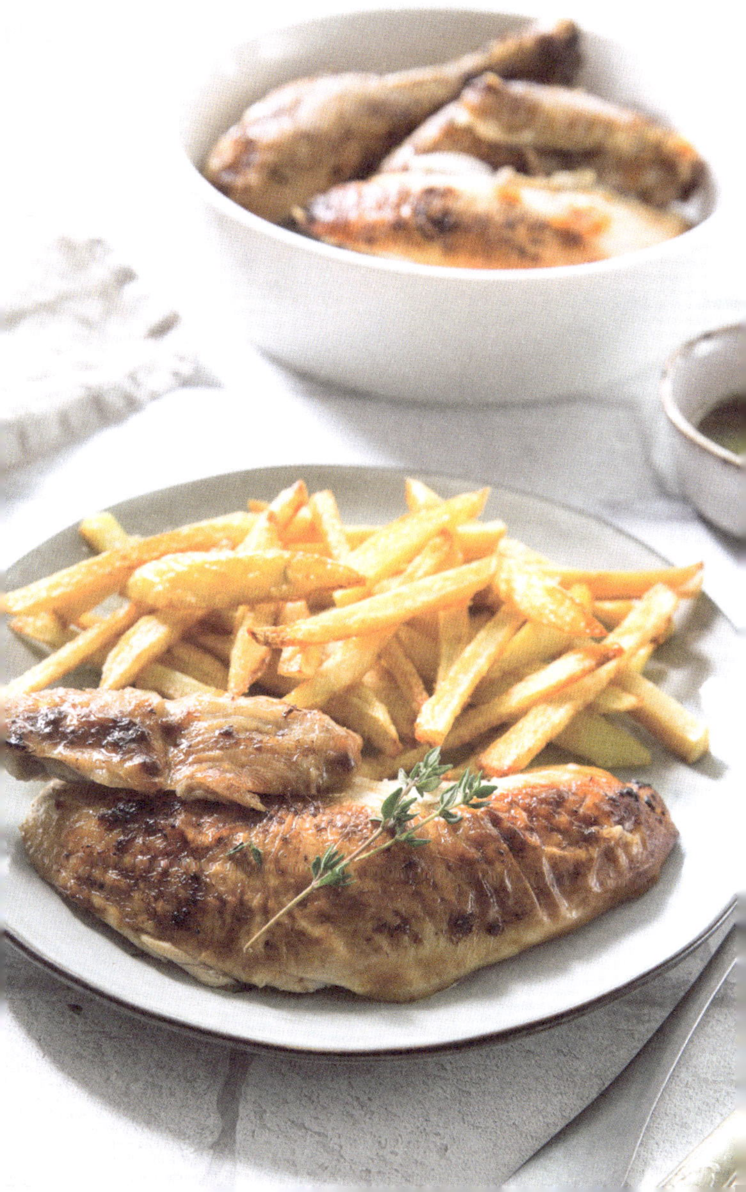

Sauté de bœuf à l'ail

Plat pour la semaine à préparer le dimanche.

Temps de préparation : 10 minutes
Temps de cuisson : 5 minutes

Ingrédients pour 6 personnes

- 2 oignons
- 12 gousses d'ail
- 1 c. à soupe d'huile d'olive
- 2,4 kg d'aiguillette de bœuf découpée en morceaux par le boucher
- 1 c. à café d'herbes de Provence
- Sel, poivre

Hacher grossièrement les oignons.
Éplucher les gousses d'ail en les gardant entières.
Faire chauffer l'huile d'olive dans une poêle, dès qu'elle est chaude y déposer les gousses d'ail.
Quand elles sont bien dorées, ajouter dans la poêle le bœuf coupé en morceaux, les oignons grossièrement hachés et les herbes de Provence, faire cuire pour donner couleur à l'ensemble.
Quand le bœuf et les oignons sont bien colorés, saler, poivrer.
Servir immédiatement.

Bon à savoir

On peut séparer le plat en six parts, une pour le déjeuner, à manger immédiatement, à accompagner de préférence avec des pommes de terre sautées ou des frites. Les cinq autres parts peuvent être réservées au congélateur dans des sacs ou des boîtes et seront consommées dans la semaine, réchauffées au four classique ou à micro-ondes.

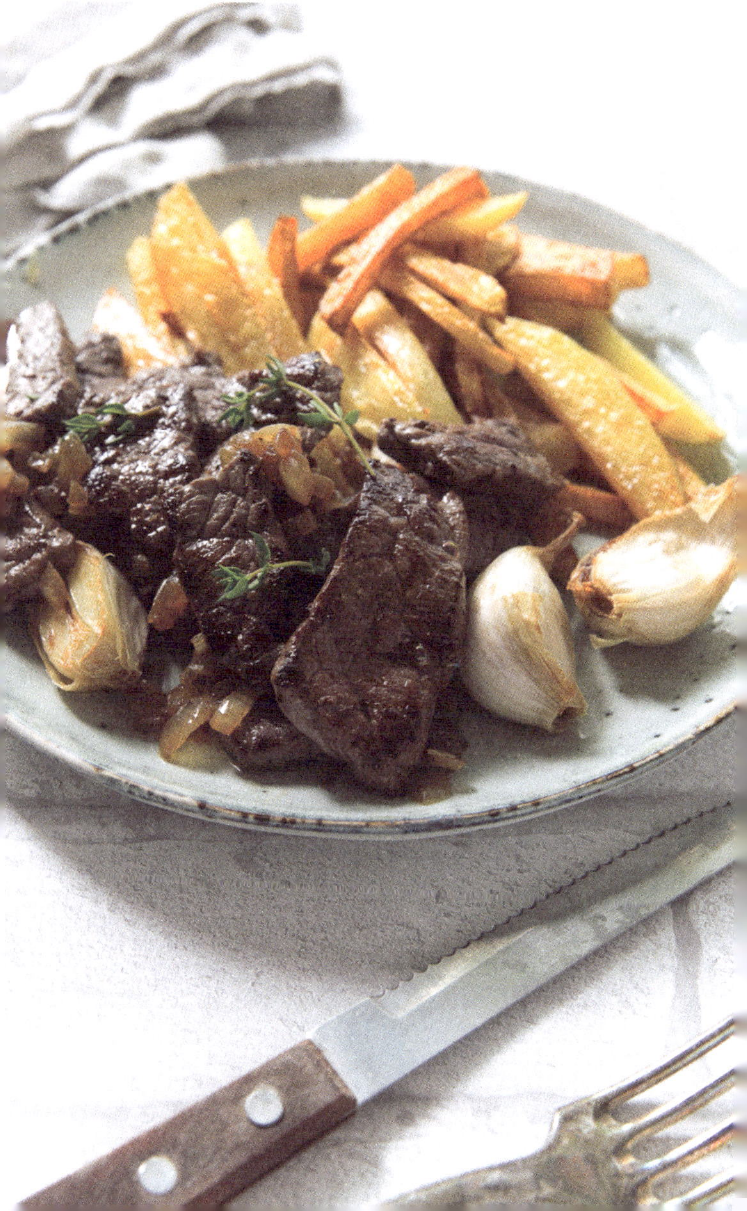

Steaks hachés à la moelle

Préparation : 15 minutes
Cuisson : 10 minutes

Ingrédients pour 6 personnes

- 3 os à moelle
- 3 oignons
- Persil
- 2 c. à soupe de graisse de canard
- 1 kg de biftek haché
- 2 œufs entiers
- 1 verre de vin blanc sec
- Sel, poivre

Demander à votre boucher de récupérer la moelle.
Éplucher les oignons et les hacher.
Ciseler le persil.
Dans une casserole d'eau, déposer la moelle et porter très doucement à petite ébullition pendant une minute.
Dans une poêle avec une noix de graisse de canard, faire revenir les oignons, à feu doux jusqu'à ce qu'ils deviennent transparents.
Découper 6 rondelles de moelle d'environ 4 millimètres d'épaisseur (environ 1/3 de la moelle).
Dans un saladier, mélanger la viande, les œufs, les oignons, le persil et le reste de la moelle (2/3).

Former 6 steaks dans la poêle avec le reste de graisse de canard, les faire cuire à feu vif, de 3 à 5 minutes de chaque côté suivant le goût de chacun. Déposer sur chaque steak une rondelle de moelle. Saler, poivrer.
À feu vif, déglacer la poêle avec le vin blanc, faire réduire de 1/3, verser sur les steaks, saupoudrer de persil haché.
Accompagner de pommes de terre sautées.

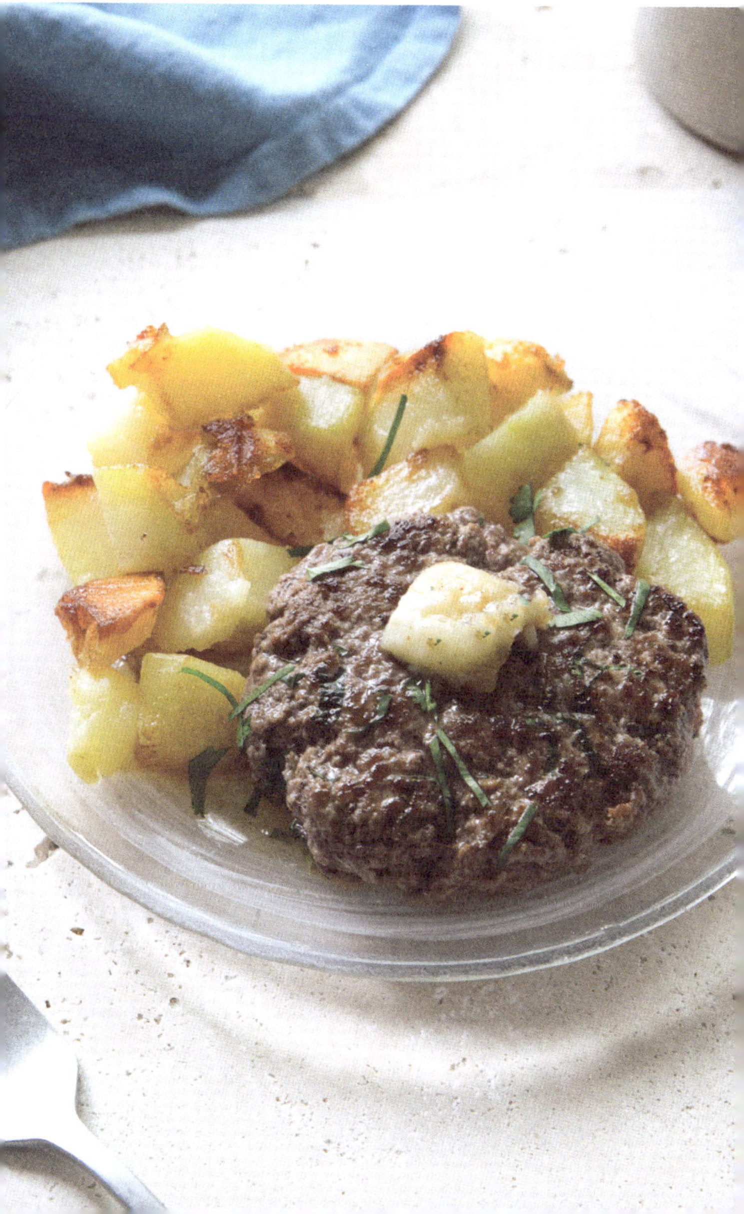

Veau à la périgourdine

Préparation : 15 minutes
Cuisson : 60 minutes

Ingrédients pour 2 personnes

- 600 g de bas de carré de veau, coupé en morceaux
- 100 g de lardons de canard fumés
- 1 verre à eau de vin de pays de Dordogne
- 1 gousse d'ail épluchée
- 1 bouquet garni
- Sel, poivre

Dans une cocotte, disposer la viande coupée en morceaux.
Ajouter les lardons de canard.
Verser le verre de vin sur la viande, les lardons et la gousse d'ail.
Compléter avec assez d'eau pour que le liquide affleure les chairs.
Ajouter le bouquet garni.
Saler, poivrer.
Porter à ébulition et cuire pendant 60 minutes.

Servir avec des pommes de terre à la sarladaise.

Bon à savoir

Un déjeuner excellent pour les personnes sujettes à une hypercholestérolémie.

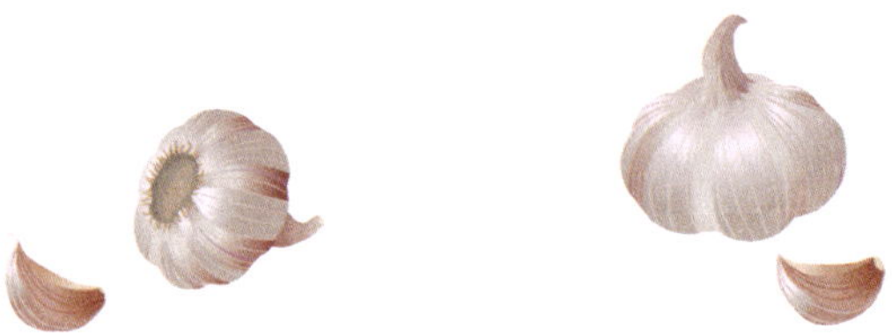

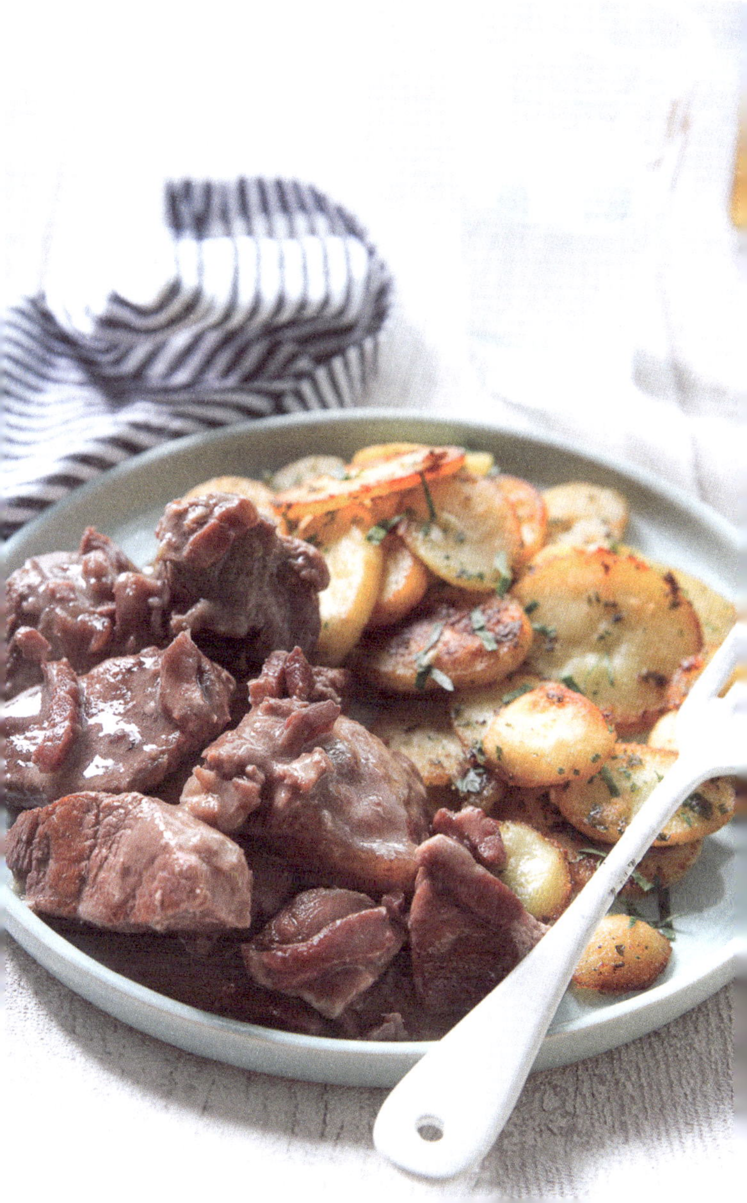

Goûters

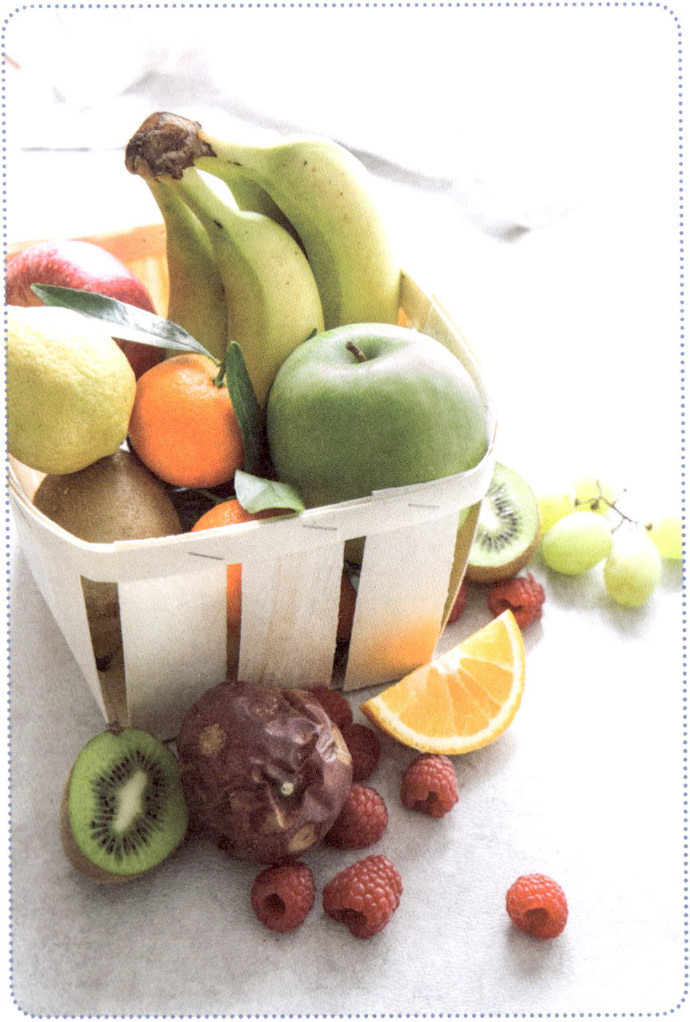

Abricots et pêches en compote au parfum d'anis

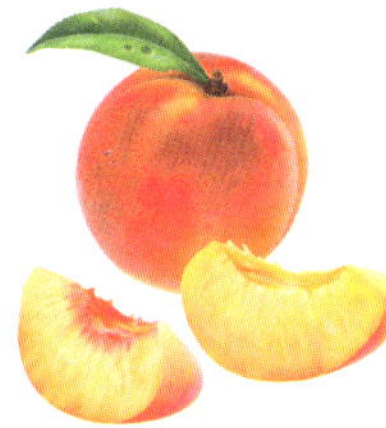

Préparation : 10 minutes
Cuisson : 20 minutes
Refroidissement : 30 minutes

Ingrédients pour 4 personnes
4 pêches
4 abricots
60 g de cassonade
3 étoiles de badiane
1 c. à café de graines d'anis dans un nouet de gaze.

Plonger les pêches et les abricots dans un récipient d'eau bouillante pour les peler facilement.
Les couper en gros dés.

Dans une casserole, placer les dés de fruits, ajouter la cassonade, les étoiles de badiane et les graines d'anis.
Cuire à feu moyen pendant 20 minutes. Si les fruits n'ont pas rendu assez de liquide, ajouter un peu d'eau.
En fin de cuisson, retirer les fleurs de badiane et le nouet de graines d'anis.
Laisser refroidir à température ambiante et placer au réfrigérateur pendant 1/2 heure.
Répartir dans 4 coupes.

Accompagnement :
Sirop d'anis dans un grand verre d'eau.

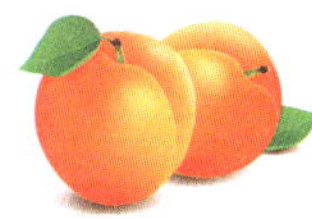

Banane gratinée à la gelée de framboise

Préparation : 10 minutes
Cuisson : 20 minutes

Ingrédients pour 2 personnes

- 2 bananes
- 4 c. à soupe de gelée de framboise
- 10 g de sucre semoule

Préchauffer le four à 180 °C.
Peler les bananes et les couper, chacune, en 2 lamelles dans le sens de la longueur.
Dans un petit plat allant au four, étaler la moitié de la gelée de framboise, poser dessus les lamelles de bananes, les saupoudrer de sucre et recouvrir du reste de gelée.
Enfourner pendant 15 à 20 minutes à 180 °C.
Servir chaud dans le plat de cuisson.

Accompagnement : 5 cl de noix de cajou.

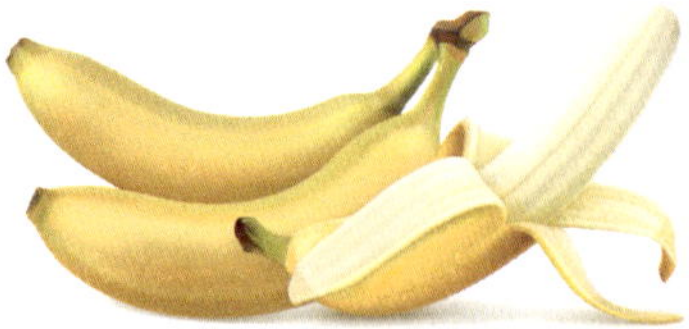

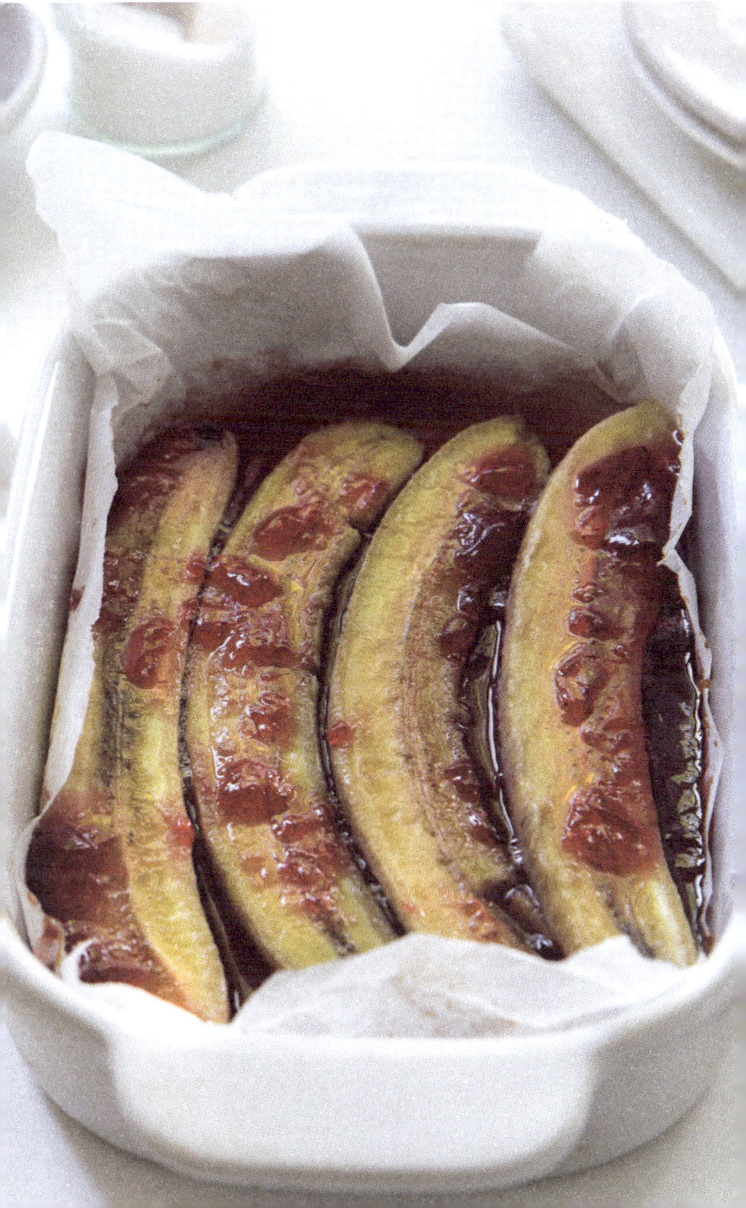

Banane au parfum de citron

Préparation et cuisson : 20 minutes

Ingrédients pour 4 personnes

4 bananes très mûres
1 citron jaune
1 gousse de vanille
4 c. à café de sucre glace

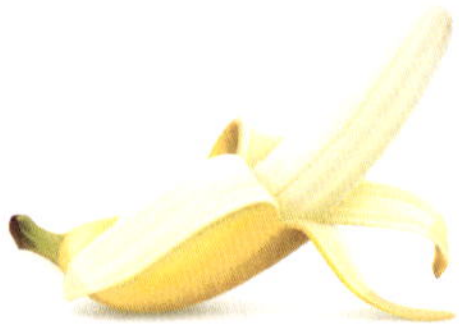

Préchauffer le four à 150 °C.

Quand la température est atteinte, enfourner les bananes dans leurs peaux sur la plaque du four pendant 20 minutes.

Pendant ce temps, presser le citron.
Ouvrir la gousse de vanille en deux dans le sens de la longueur. À l'aide d'une pointe de couteau, extraire les graines et les mélanger au sucre glace.

Éplucher les bananes, les disposer sur un plat de service, les arroser avec le jus de citron et saupoudrer de sucre vanillé.

Accompagnement :
1 quenelle de sorbet au citron vert.

Chaud-froid d'ananas à l'orange

Préparation : 10 minutes
Cuisson : 6 minutes

Ingrédients pour 4 personnes
- 1 ananas
- 75 g de miel d'oranger
- 40 noisettes
- 4 quenelles de sorbet à l'orange

Éplucher l'ananas et le couper en dés.

Dans une poêle, faire chauffer le miel à feu moyen, il doit brunir mais surtout pas brûler.
Y verser les noisettes et les dés d'ananas.
Remuer pour bien les enrober.
Répartir sur 4 assiettes avec une quenelle de sorbet à l'orange.
Servir aussitôt.

Accompagnement :
Une tasse de thé à l'orange.

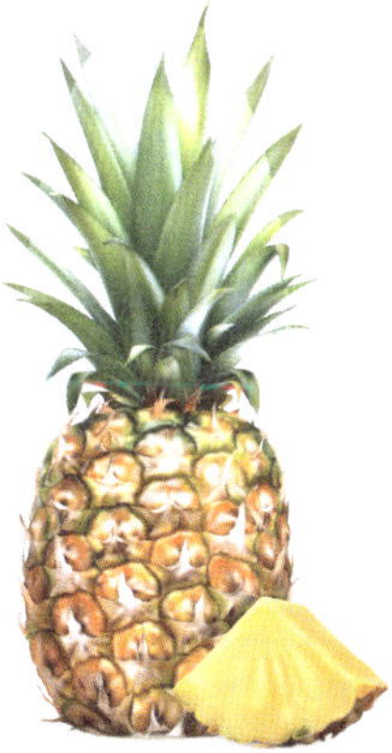

Figues fourrées aux noix

Préparation : 15 minutes
Cuisson : 35 minutes

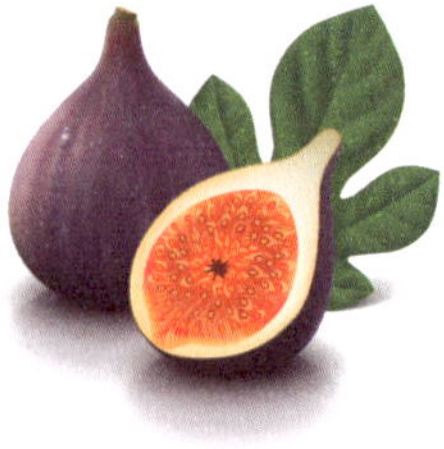

Ingrédients pour 4 personnes

- 12 figues
- 60 g de cerneaux de noix
- 25 cl de vin blanc fruité
- 4 c. à café de miel
- 1 bâton de cannelle
- 2 étoiles de badiane
- 3 graines de cardamome
- 2 clous de girofle

Préchauffer le four à 200 °C.
Laver les figues, les inciser en croix en leur base.
Et les fourrer de cerneaux de noix (2 ou 3 suivant leurs tailles).
Dans une casserole, verser le vin blanc, le miel et les épices.
Porter à ébullition à feu vif, réduire à feu moyen pendant 15 minutes.
Préparer un plat à four, plonger les figues dans le sirop à l'aide d'une écumoire, les sortir et les placer dans le plat en évitant qu'elles se touchent.
Arroser avec le sirop (en garder un peu).
Enfourner pendant 20 minutes.
En fin de cuisson, surveiller que les figues soient laquées mais pas brûlées.
Les arroser du reste de sirop.
Servir les figues tièdes ou froides.

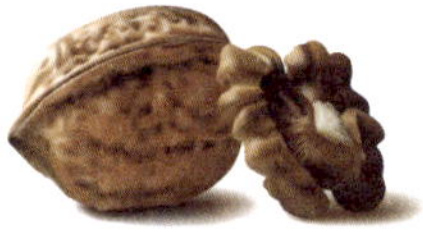

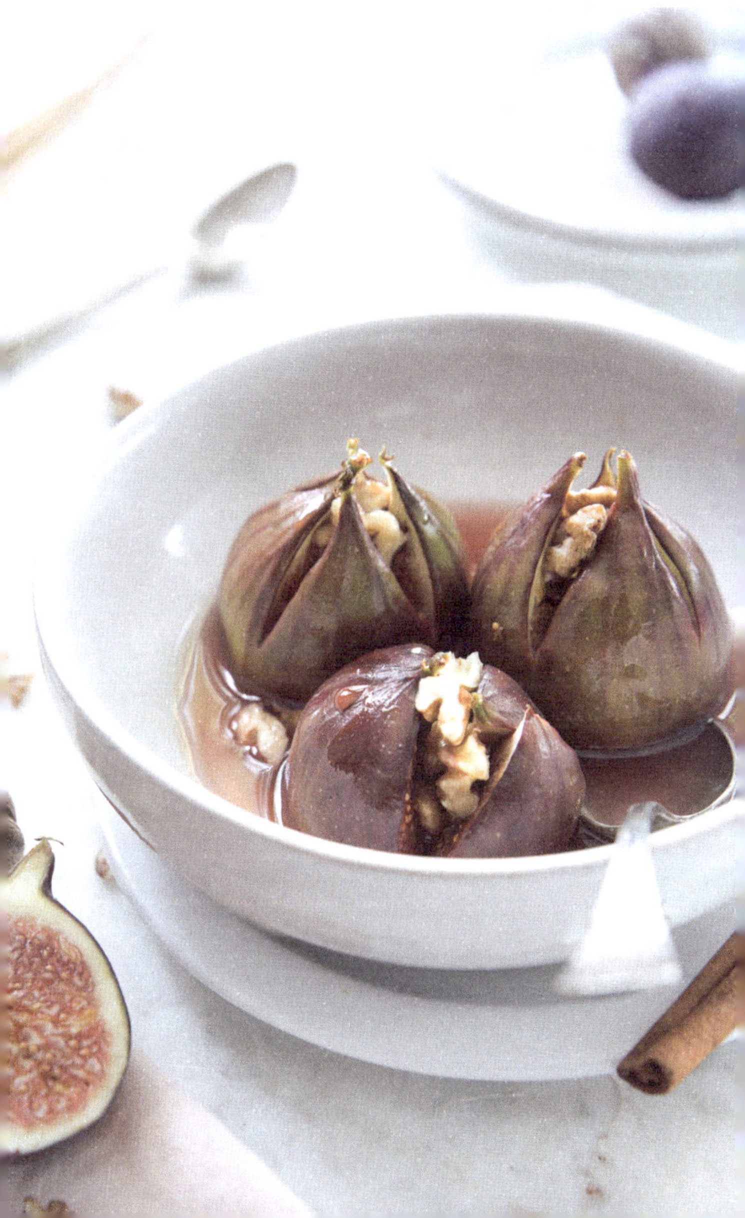

Mousse de poires

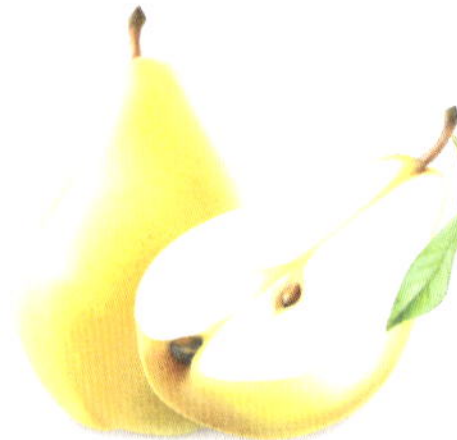

Préparation : 10 minutes

Ingrédients pour 4 personnes

- 4 poires williams
- 1/2 citron
- 4 c. à café de sucre semoule
- 4 c. à soupe de gelée de groseille
- 4 cerises confites
- 4 feuilles de menthe

Peler les poires, ôter les cœurs et les pépins.
Mixer avec 1 c. à soupe de jus de citron et 4 c. à café de sucre.
Répartir dans des coupes individuelles et napper de gelée de groseille.
Garder au réfrigérateur jusqu'au moment de servir.
Garnir chaque coupe d'une cerise et d'une feuille de menthe.

Accompagnement :
30 g de chocolat noir à croquer.

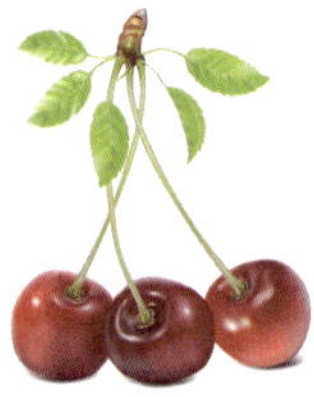

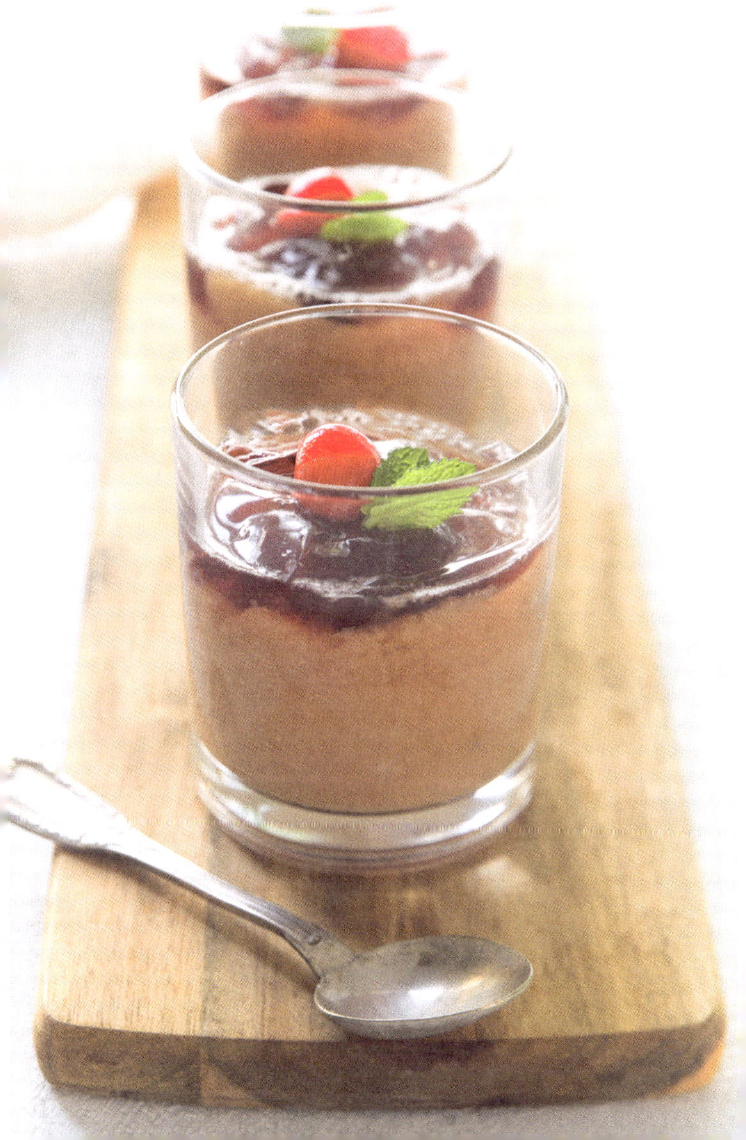

Soufflés aux pommes

Préparation : 25 minutes
Cuisson : 20 minutes

Ingrédients pour 4 personnes

- 4 pommes reinettes ou Jonagold
- 25 g de sucre vanillé
- 1 c. à café d'eau
- 20 g de beurre mou
- 4 blancs d'œufs
- 70 g de sucre glace
- 4 c. à soupe de sucre glace mélangé à 1/2 c. à café de cannelle

Éplucher les pommes, ôter les cœurs, les couper en quartiers.
Placer les pommes dans un saladier avec le sucre vanillé et la cuillerée d'eau.
Couvrir et cuire au four à micro-ondes pendant 7 minutes en mélangeant à mi-cuisson.
Mixer les pommes pour obtenir une compote sèche.
Préchauffer le four à 210 °C.
Pendant ce temps, beurrer largement 4 moules à soufflé individuels, les garder au réfrigérateur.
Monter les blancs en neige et ajouter le sucre glace en continuant de les battre.
Incorporer très délicatement les blancs, à l'aide d'une spatule et par petites quantités.
Remplir les moules à soufflé, les lisser à la spatule, nettoyer les bords pour que la préparation monte comme un soufflé et enfourner pendant 12 à 13 minutes.
Saupoudrer de sucre glace à la cannelle.

Accompagnement :
1 thé à la cannelle et 5 cl de noix de pécan.

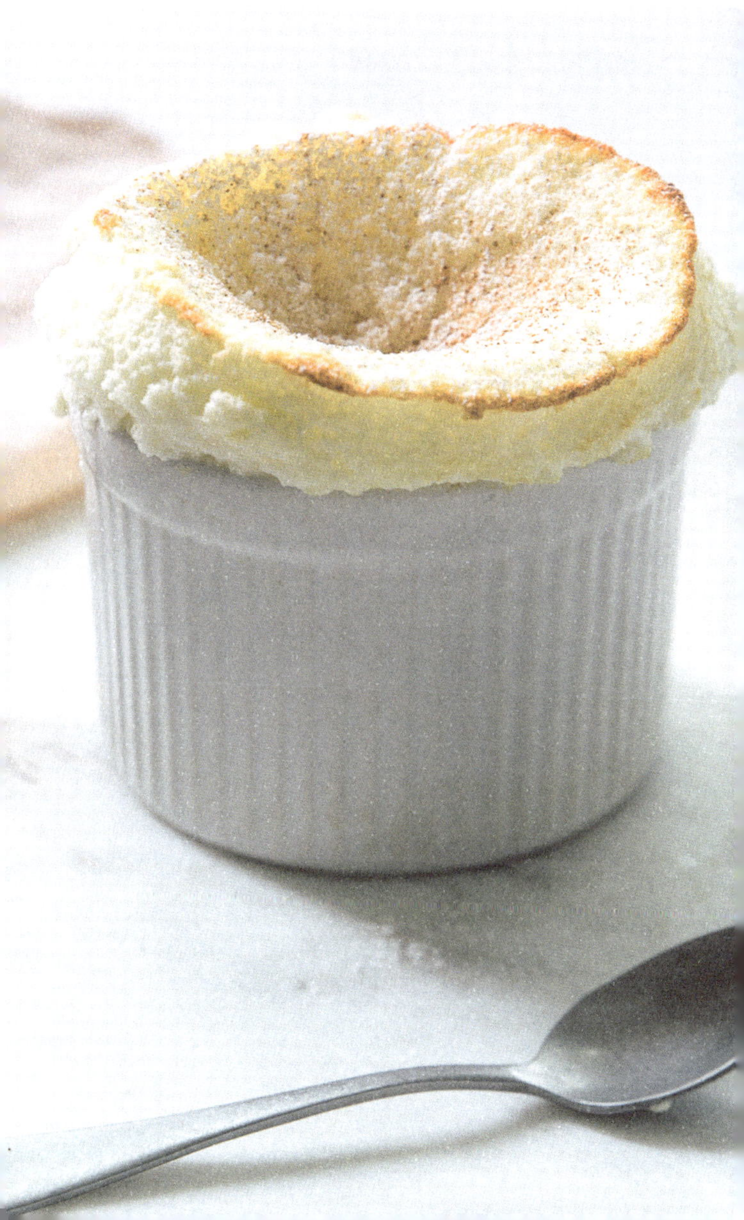

Terrine d'oranges et de pamplemousses

Préparation : 10 minutes
Réfrigération : 6 heures

Ingrédients pour 4 personnes
- 4 feuilles de gélatine
- 2 oranges maltaises
- 2 oranges sanguines
- 2 pamplemousses
- 20 cl de jus d'orange
- 50 cl d'eau
- 60 g de sucre semoule

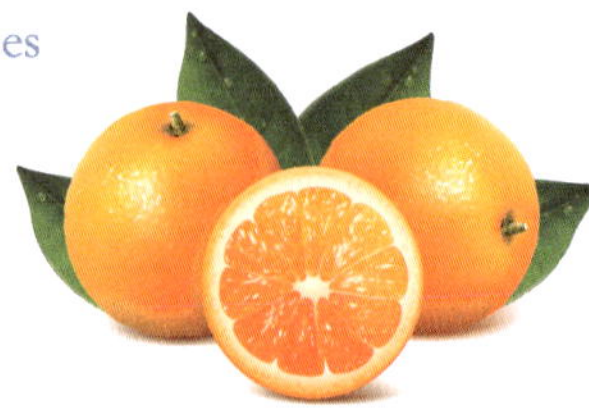

Faire tremper les feuilles de gélatine dans l'eau.
Éplucher les fruits, détailler en quartiers et à l'aide d'un couteau très bien aiguisé, ôter les peaux blanches.
Essorer la gélatine.
Dans une casserole, chauffer légèrement le jus d'orange avec l'eau et y dissoudre la gélatine.
Dans une assiette, étaler le sucre, y rouler les quartiers d'agrumes et les placer dans une petite terrine, arroser avec la gelée.
Bien tasser et réfrigérer pendant 6 heures.
Démouler et trancher délicatement.

Accompagnement :
1 boule de sorbet au chocolat noir.

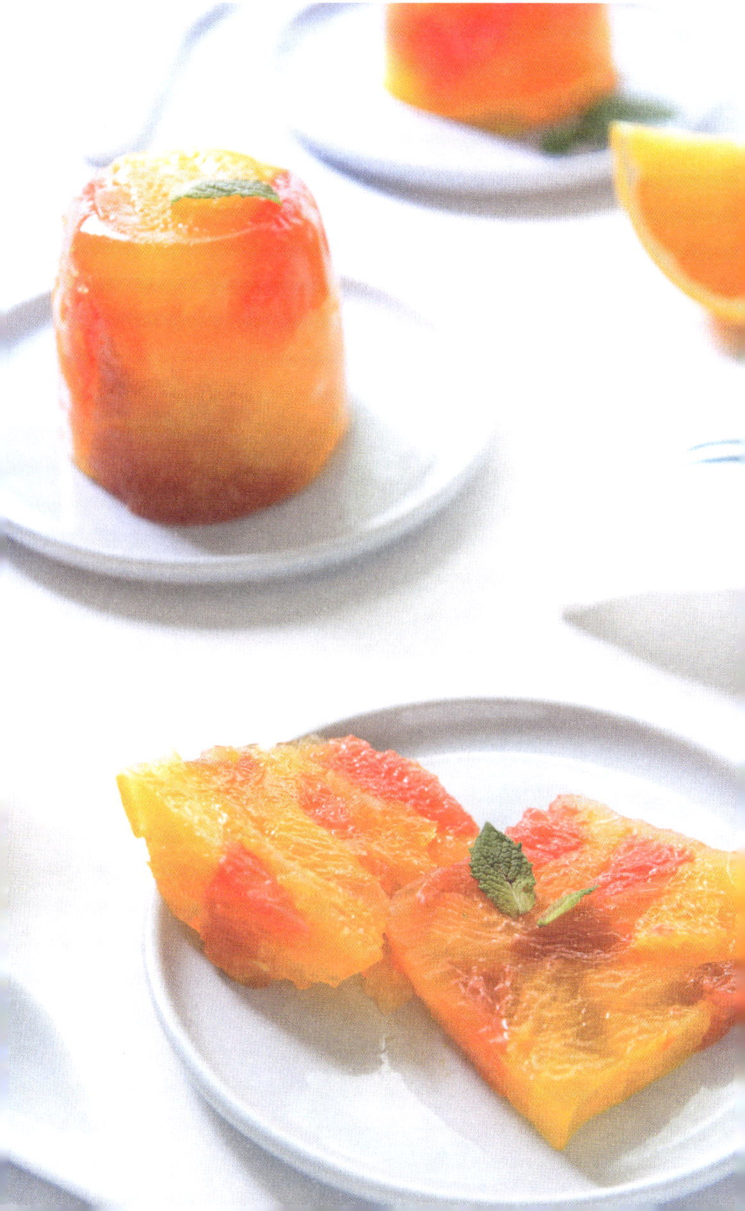

Salade de fruits d'été

Préparation : 15 minutes
Rafraîchissement : 1 heure

Ingrédients pour 4 personnes

- 200 g de fraises
- 2 melons
- 2 oranges
- 2 kiwis
- 8 feuilles d'estragon
- 2 fruits de la passion
- 8 feuilles de menthe

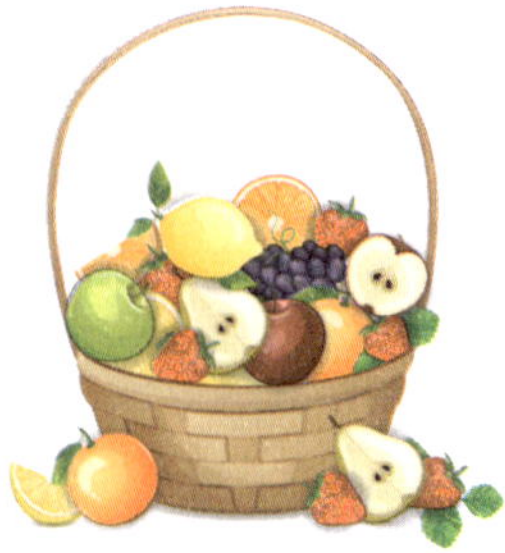

Laver les fraises, les égoutter, les équeuter et les couper en morceaux.
Couper les melons en deux, ôter les pépins et à l'aide d'une cuillère enlever la chair (sans percer les écorces) et la couper en dés.
Peler une orange et tailler à vif les quartiers pour éliminer les membranes.
Peler les kiwis et les couper en dés.

Placer tous les dés de fruits dans un grand saladier avec les feuilles d'estragon.

Dans un bol, placer la chair des fruits de la passion avec le jus de l'orange restante, verser dans le saladier.
Mélanger et mettre à rafraîchir pendant 1 heure.

Répartir dans les coques de melon et parsemer de feuilles de menthe.

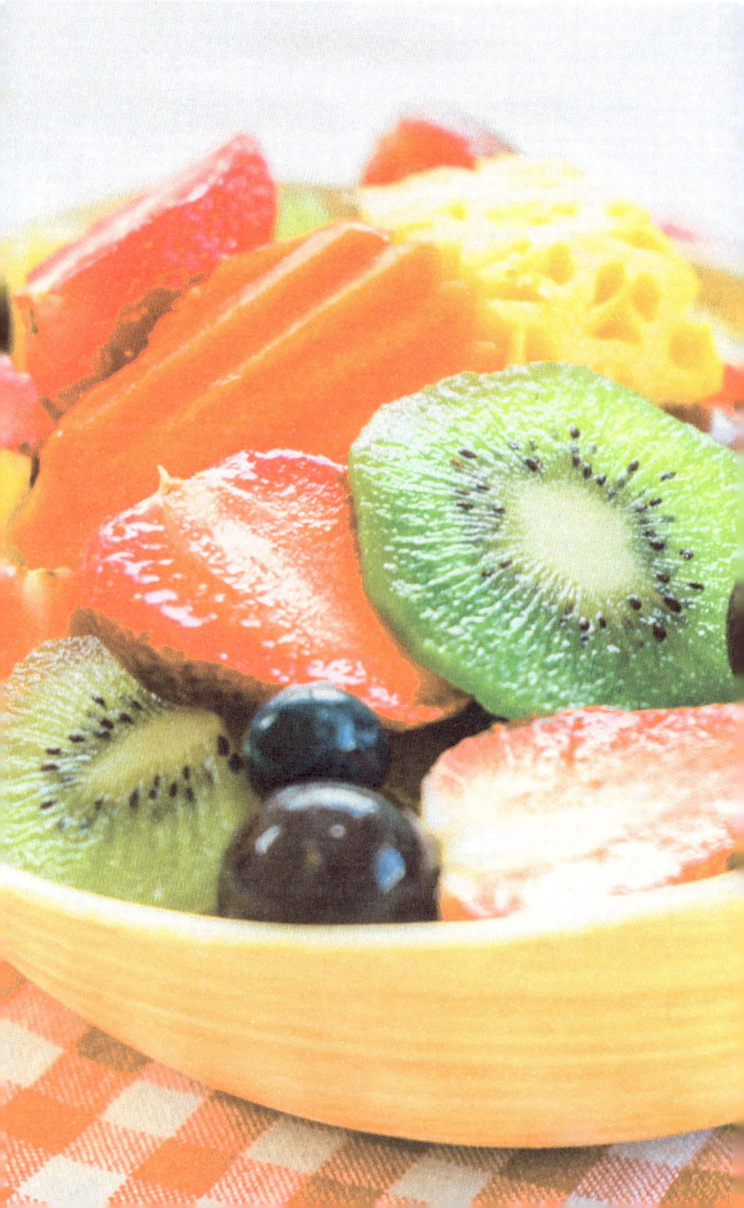

Dîners

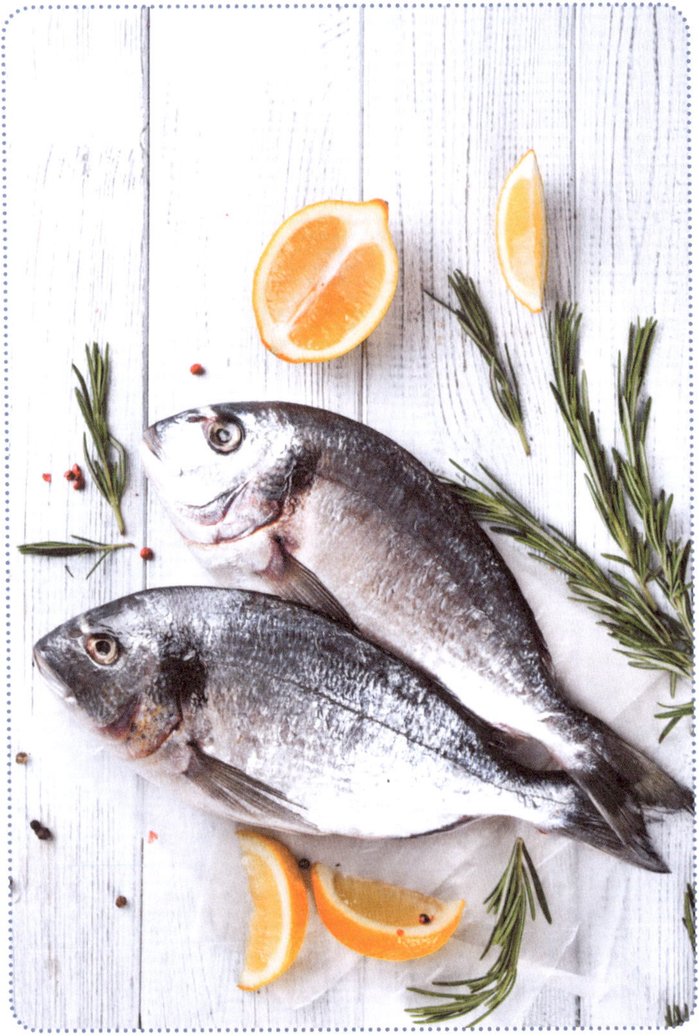

Filets de truite au paprika

Préparation : 10 minutes
Cuisson : 6 minutes

Ingrédients pour 4 personnes

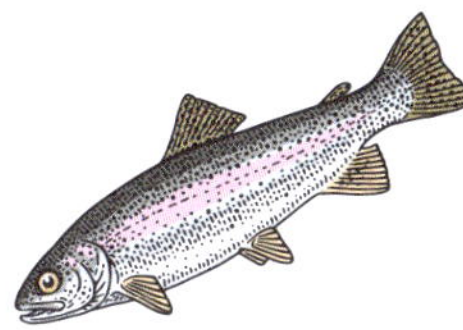

- 4 truites
- 1 c. à soupe d'huile d'olive
- 2 c. à soupe de paprika
- Sel et poivre du moulin

Faire lever les filets par votre poissonnier.

Dans deux poêles, faire chauffer l'huile à feu vif.
Déposer les filets côté peau, sans les faire se chevaucher, saler, cuire 2 minutes.
Les retourner. Ôter la peau de chaque filet qui se détache facilement.

Saupoudrer avec la moitié du paprika, saler, laisser cuire 2 minutes à feu moyen.
Retourner les filets à nouveau, les saupoudrer avec le reste du paprika, saler, poivrer, et laisser cuire 2 minutes.
Servir sur des assiettes chaudes.

Accompagnement :
Dés de poivrons et tomates, épluchés et sautés rapidement dans l'huile d'olive.

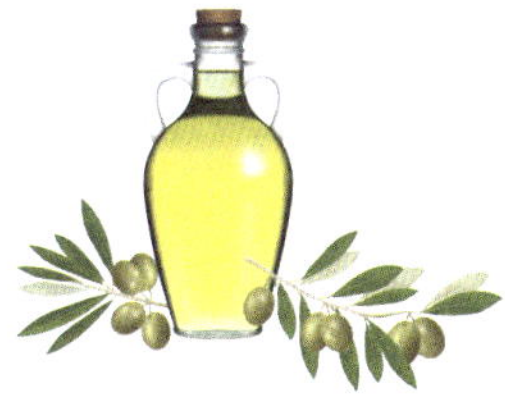

Colin au riesling

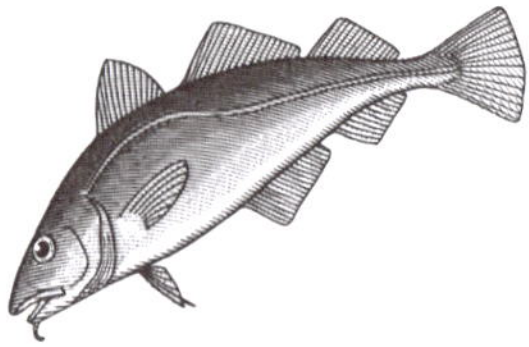

Préparation : 10 minutes
Cuisson : 15 minutes

Ingrédients pour 6 personnes
- 2 échalotes
- 6 darnes de colin
- 75 cl de riesling
- 50 g de beurre
- 100 g de crème
- Sel, poivre

Préparation :
Éplucher et hacher les échalotes.
Préchauffer le four à 230 °C.
Dans un plat à four, déposer les darnes de colin, les parsemer de l'échalote hachée et arroser avec 40 cl de riesling, déposer des petites noisettes de beurre, saler et poivrer, recouvrir d'un papier de cuisson. Enfourner pendant 15 minutes.
Sortir les poissons, enlever la peau et les arêtes, les disposer sur le plat de service chauffé, et le maintenir au chaud à l'entrée du four.
Dans une casserole, verser le jus de cuisson et le faire réduire de moitié, à feu vif, ajouter la crème et arrêter la cuisson au premier bouillon, en napper le colin, poivrer et servir sur assiette chaude.

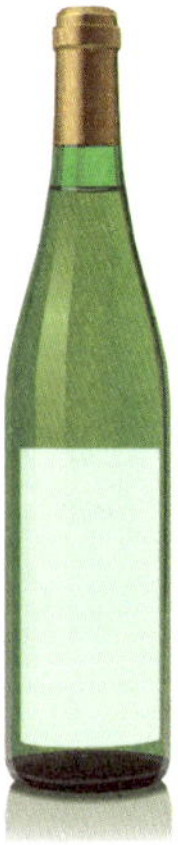

Accompagnement :
Haricots verts ou salade de saison.

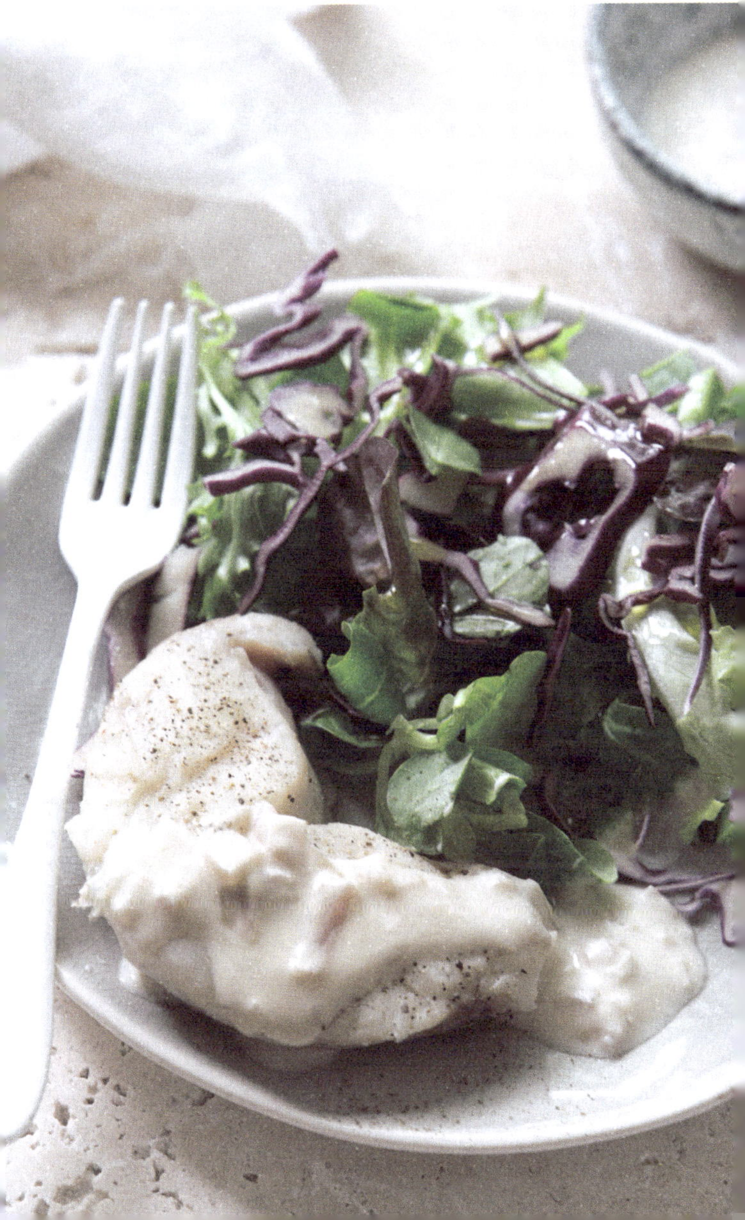

Côtes de porc au cidre

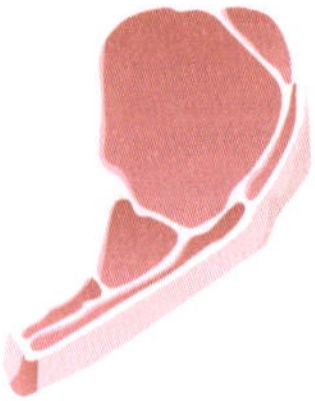

Plat très rapide à réaliser.

Temps de préparation : 10 minutes
Temps de cuisson : 25 minutes

Ingrédients pour 2 personnes

- 1 c. à soupe d'huile d'olive
- 2 côtes de porc premières
- 6 petits oignons
- 10 cl de cidre
- 1 c. à café de fécule
- 20 g de crème fraîche
- Sel, poivre

Préparation

Dans une poêle, versez l'huile d'olive et la faire chauffer.
Dès qu'elle est chaude, y déposer les côtes de porc, les faire dorer sur les deux faces, puis les retirer.
Déposer à leur place les petits oignons et les faire dorer, puis les retirer.
Déglacer la poêle avec le cidre, remettre les côtes et les petits oignons.
Saler, poivrer.
Couvrir et faire cuire à feu moyen.
Dans un bol, délayer la fécule avec la crème fraîche, l'ajouter dans la poêle en fin de cuisson.

Accompagnement :
Haricots verts extra-fins.

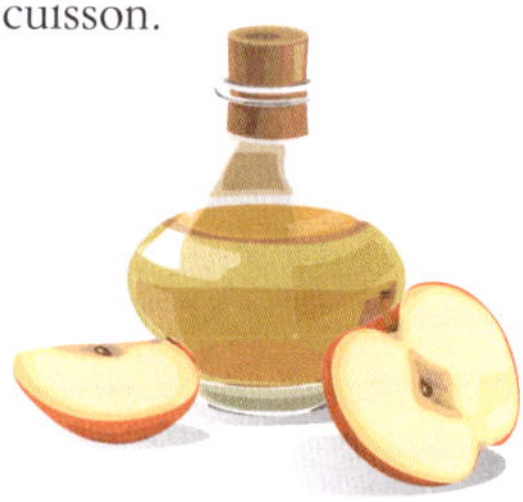

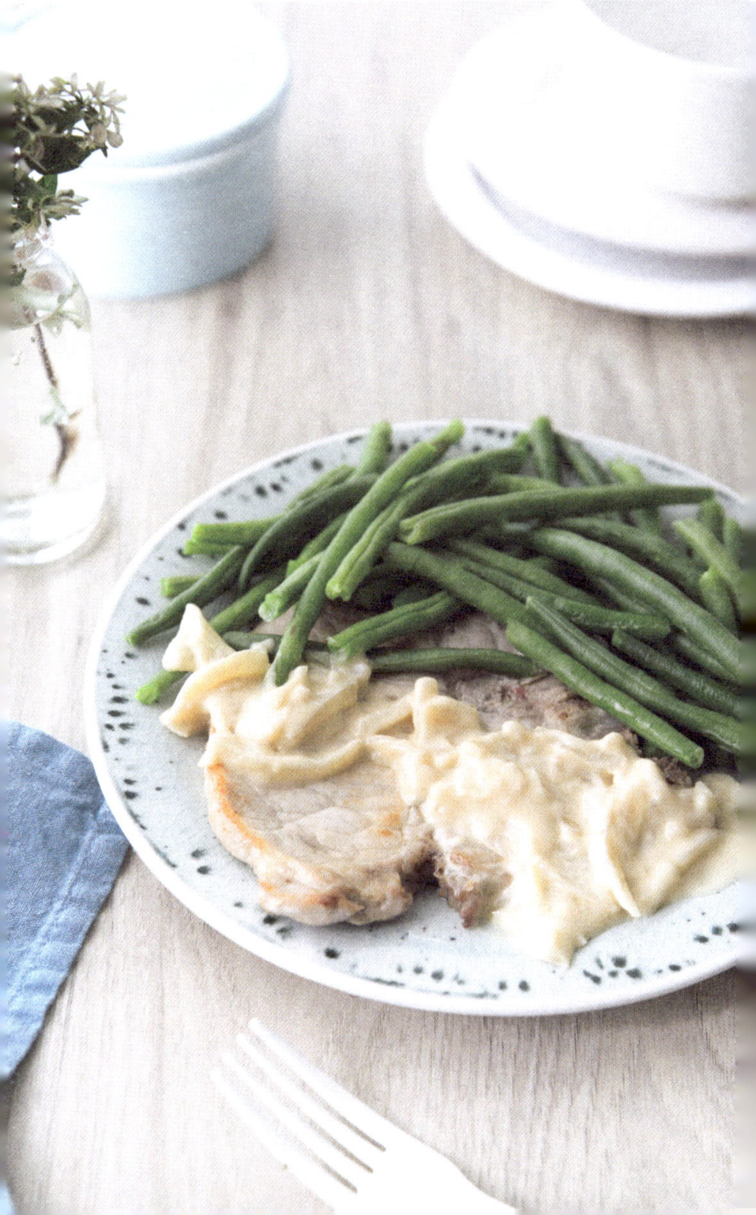

Darnes de lotte sur lit de choucroute

Préparation : 5 minutes
Cuisson : 10 minutes

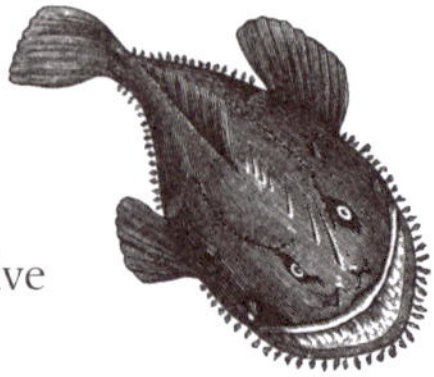

Ingrédients pour 2 personnes

- 4 cuillerées à café d'huile d'olive
- 500 g de choucroute cuite
- 12 dés de canard fumé
- 8 darnes de lotte
- 10 cl d'eau-de-vie de kirsch ou de mirabelle
- Sel, poivre

Dans une sauteuse, déposer une cuillerée à café d'huile d'olive.
Dès qu'elle est chaude, poser la choucroute et les dés de canard fumé, faire réchauffer à feu doux.
Dans une poêle, faites rissoler les darnes de lotte à feu vif, 3 minutes sur une face, 2 minutes sur l'autre, suivant l'épaisseur.
Les darnes doivent être bien dorées sur les deux faces.
Les déposer aussitôt sur la choucroute.
Dans une petite casserole, faire chauffer l'eau-de-vie, la faire flamber et la verser sur les darnes de lotte.
Faire réchauffer encore le plat à feu doux environ 5 minutes.

Servir la lotte dans la sauteuse.

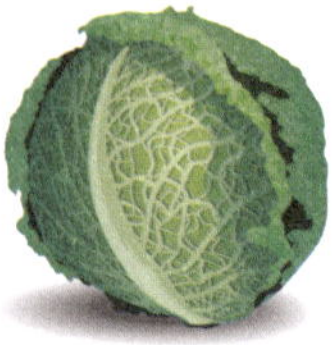

Darnes de saumon à l'estragon

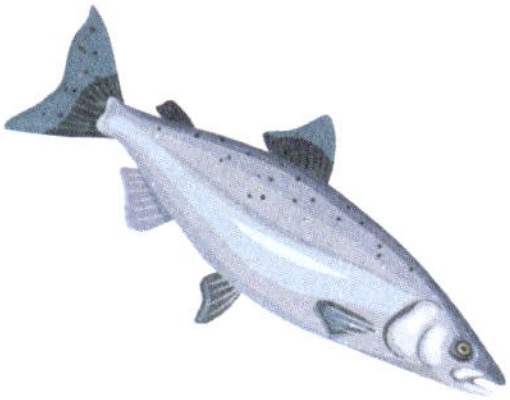

Préparation : 5 minutes
Cuisson : 8 minutes environ

Ingrédients pour 4 personnes

- 1 bouquet d'estragon
- 4 darnes de saumon de 200 g chacune
- Sel, poivre

Ciseler les feuilles d'estragon.

Dans une poêle antiadhésive très chaude, à feu vif, placer les darnes, les saler, les saupoudrer de la moitié des feuilles d'estragon.
Dès que les faces, côté poêle, sont bien rissolées, les retourner, baisser à feu moyen, saler, saupoudrer avec le reste de l'estragon, poivrer et cuire 2 minutes environ.

Accompagnement :
Fenouil sauté.

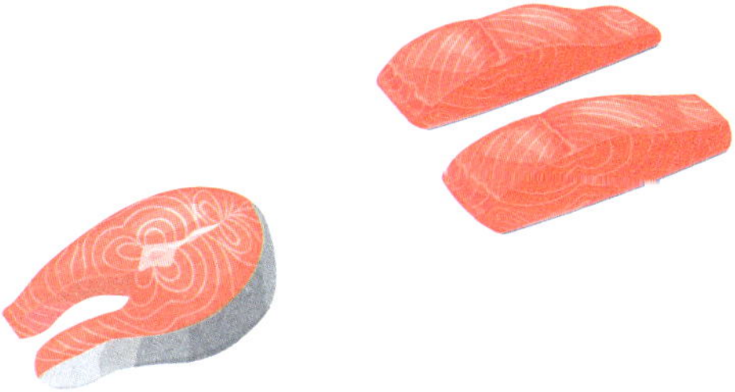

Filets de maquereaux à la moutarde

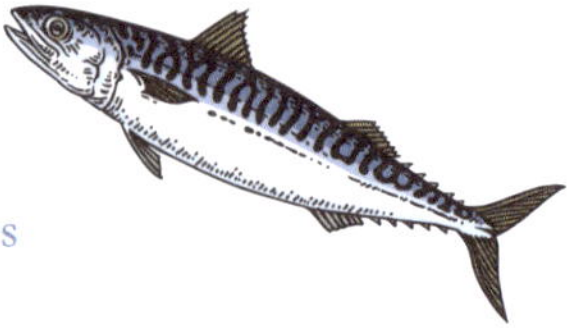

Préparation : 5 minutes
Cuisson : 9 minutes

Ingrédients Pour 6 personnes

- 6 maquereaux en filets
- 1 c. à café de graisse de canard
- 4 c. à soupe de moutarde
- Sel, poivre

Faire lever les filets par le poissonnier.
Dans une poêle, faire chauffer la graisse de canard.
Déposer les filets, côté peau, faire cuire à feu vif 3 minutes.

Tartiner de moutarde et saler côté chair.
Retourner les filets, baisser le feu. À l'aide d'un couteau, ôter la peau, cuire 3 minutes, tartiner avec le reste de moutarde, saler, cuire 3 minutes. Retourner à nouveau, poivrer et servir sur assiette chaude.

Accompagnement :
Purée de brocolis.

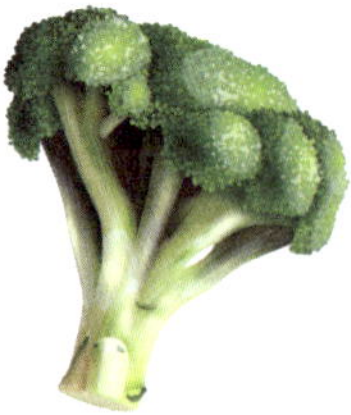

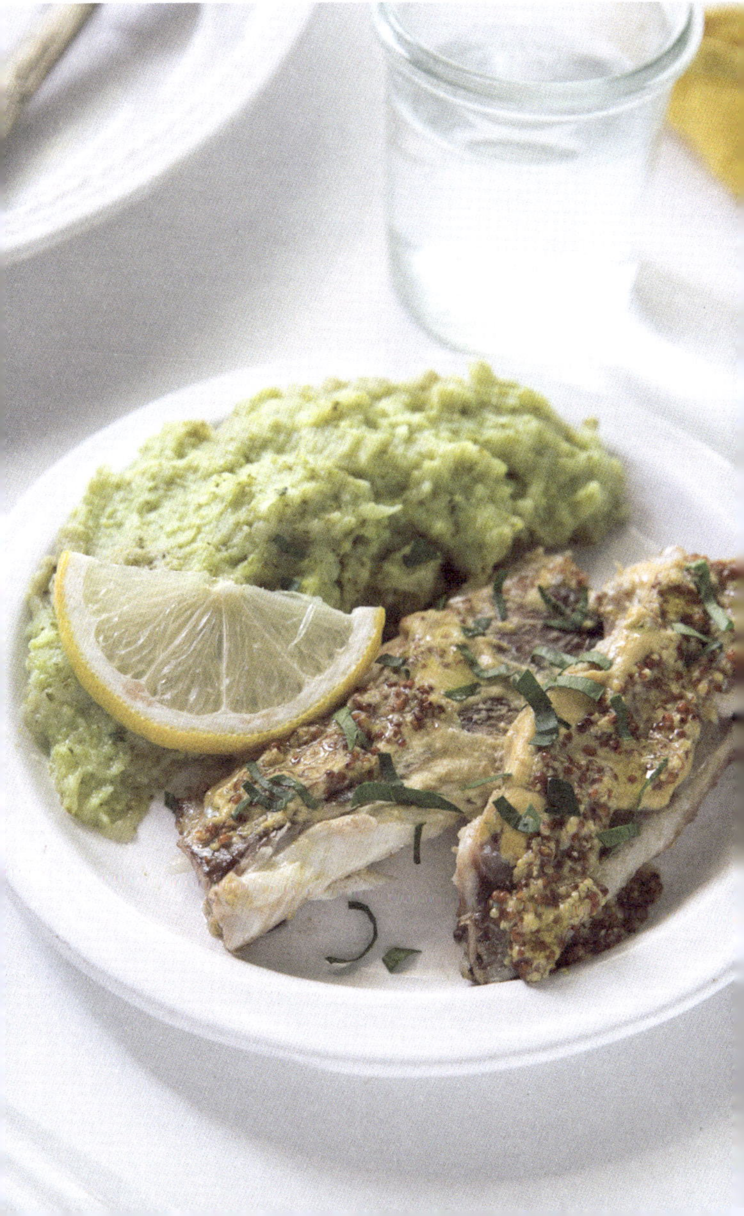

Filets de vives à la crème d'anchois

Préparation : 5 minutes
Cuisson : 6 minutes

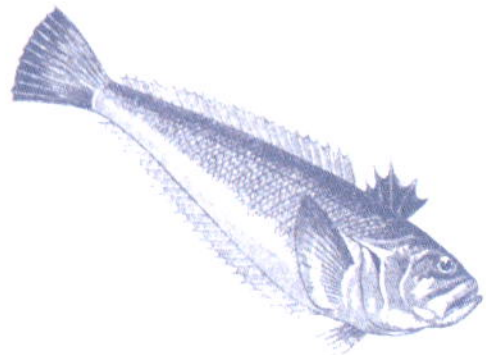

Ingrédients pour 4 personnes

- 4 vives
- 1 c. à soupe d'huile d'olive
- 1 tube de crème d'anchois
- Sel
- Poivre du moulin

Faire ôter la peau et lever les filets par votre poissonnier et lui demander d'enlever les arêtes en pratiquant une incision en V.

Dans une poêle, faire chauffer l'huile et à feu moyen, y déposer les filets, saler très légèrement, les tartiner de crème d'anchois, laisser cuire 3 minutes, les retourner, les tartiner également et cuire 3 minutes.
Servir aussitôt sur des assiettes chaudes.

Accompagnement :
Ratatouille.

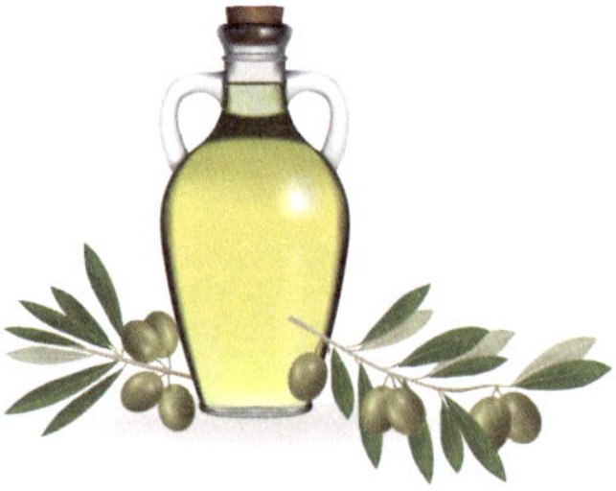

Escalope de veau aux amandes

Plat très rapide à réaliser.

Temps de préparation : 5 minutes
Temps de cuisson : 10 minutes

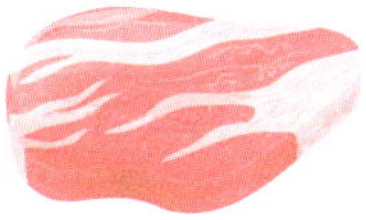

Ingrédients pour 2 personnes

80 g d'amandes effilées
1 c. à dessert de graisse de canard
2 escalopes de veau de 160 g chacune
le jus d'un citron
Sel, poivre

Sur une plaque de cuisson, disposer les amandes effilées. Chauffer le four à 180 °C, y placer la plaque et faire griller les amandes en surveillant la cuisson. Il faut retirer la plaque dès que les amandes sont dorées.
Dans une poêle, faites fondre la c. à dessert de graisse de canard.
Dès que la graisse est liquide, y déposer les deux escalopes et les faire cuire à feu modéré pendant 5 minutes par face.
Déposer chaque escalope dans une assiette bien chaude, les arroser avec le jus de citron, puis parsemer d'amandes grillées.

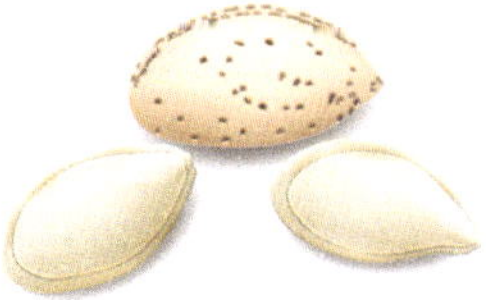

Méli-mélo de veau et jambon et sa purée de haricots verts

Préparation : 20 minutes et 2 heures de marinade
Cuisson : 60 minutes

Ingrédients pour 2 personnes

- 200 g d'épaule de veau
- 140 g de jambon blanc en tranche épaisse
- 1 c. à soupe de persil
- 1 c. à soupe de ciboulette
- 1 branche de thym
- 5 cl d'huile
- 50 g de crème fraîche
- 2 c. à café de fécule de pomme de terre
- 25 cl de vin blanc sec
- Sel, poivre

Faire couper le veau et le jambon en gros dés par le boucher.
Hacher le persil et la ciboulette, effeuiller le thym.
Dans une terrine, déposer les viandes, les arroser avec l'huile et parsemer les herbes, ajouter le sel et le poivre.
Faire mariner au frais pendant 2 heures.
Pendant ce temps, dans un petit bol délayer la crème et la fécule.
Dans une cocotte, versez la viande et sa marinade, couvrir le tout avec le vin.
Porter à ébullition, puis baisser le feu, couvrir et faire mijoter pendant 1 heure.
Retirer les viandes avec une écumoire et les mettre dans le plat de service maintenu au chaud. Faire réduire la sauce à feu vif.
Hors du feu, ajouter le mélange de crème et de fécule, remettre sur le feu, faire bouillir en remuant, rectifier l'assaisonnement si nécessaire, verser sur le plat de viande.
Servir avec une purée de haricots verts.

Escalope de veau au citron

Plat très rapide à réaliser.

Temps de préparation : 5 minutes
Temps de cuisson : 15 minutes

Ingrédients pour 2 personnes
- 1 c. à soupe d'huile d'olive
- 400 g d'escalopes de veau
- 1 citron jaune
- 20 cl de crème entière liquide
- Sel, poivre

Dans une sauteuse à feu vif, verser l'huile d'olive.
Faire cuire les escalopes environ 5 minutes par face en les retournant pour les colorer.
Presser le citron et arroser les escalopes avec les jus.
Ajouter la crème entière liquide et laisser cuire 5 minutes pour épaissir la crème.

Assaisonner et servir aussitôt.

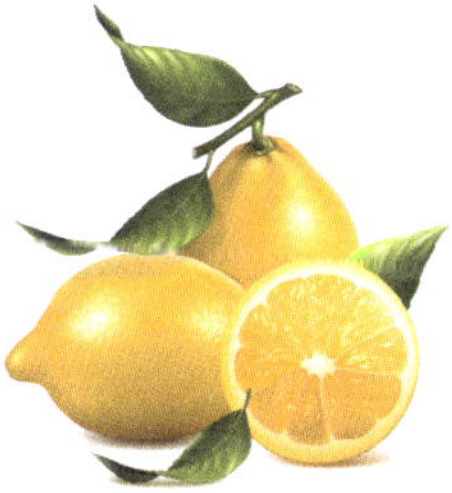

Moules marinières

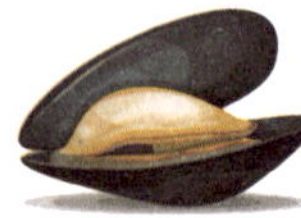

Préparation : 15 minutes
Cuisson : 5 minutes

Ingrédients pour 4 personnes

- 4 kg de moules nettoyées
- 4 échalotes
- 1 bouquet de persil
- 4 branches de thym
- 1 feuille de laurier
- 1 gousse d'ail
- 2 c. à soupe d'huile d'olive
- 3 dl de vin blanc sec
- Poivre du moulin

Laver les moules dans 3 bains d'eau froide.
Éplucher et émincer les échalotes et le persil.
Éplucher la gousse d'ail et ôter le germe.

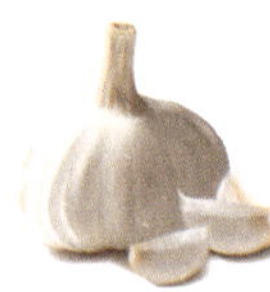

Dans un grand faitout, chauffer l'huile, y faire fondre les échalotes. Quand elles sont transparentes (environ 2 minutes), ajouter le persil, le thym, le laurier et l'ail pressé. Donner quelques tours de moulin à poivre, mouiller avec le vin blanc et porter à ébullition, à feu vif, verser les moules et couvrir.
À mi-cuisson, remuer les moules pour qu'elles soient toutes ouvertes.
Retirer les moules à l'aide d'une écumoire et les placer dans un plat creux chaud. Filtrer le fond de cuisson à travers une passoire garnie d'une gaze. Verser sur les moules et servir aussitôt.

Accompagnement :
Une salade verte.

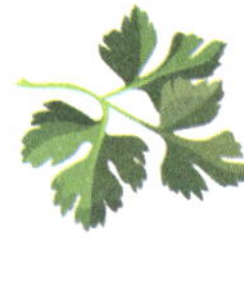

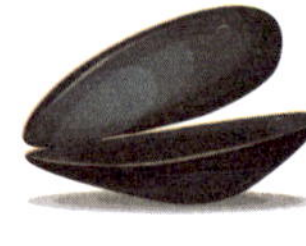

Pavés de cabillaud au roquefort

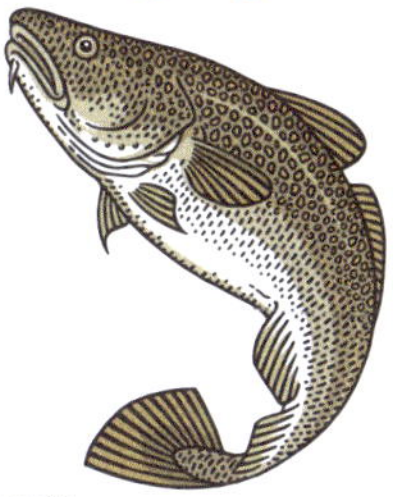

Préparation : 5 minutes
Cuisson : 10 minutes environ

Ingrédients pour 4 personnes
- 15 cl de crème
- 100 g de roquefort
- 1 c. à café de graisse de canard
- 4 pavés de cabillaud de 200 g chacun
- Sel et poivre du moulin

Dans un bol, mélanger la crème et le roquefort émietté à l'aide d'une fourchette.
Dans une poêle, faire chauffer la graisse de canard à feu moyen.
Quand elle est bien chaude, déposer les pavés de cabillaud, saler et laisser cuire environ 4 minutes suivant leur épaisseur.
Les retourner, saler légèrement et cuire environ 5 minutes.
Ajouter la crème au roquefort.

Déposer chaque pavé sur des assiettes chaudes et les napper de sauce.

Accompagnement :
Fleurettes de chou-fleur cuit à la vapeur.

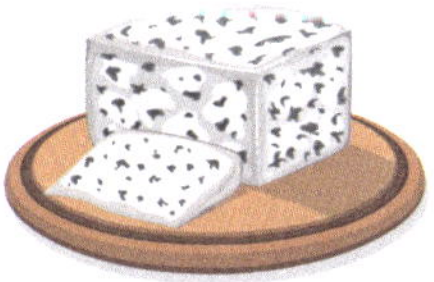

Rougets au fenouil

Préparation : 10 minutes
Cuisson : 16 minutes

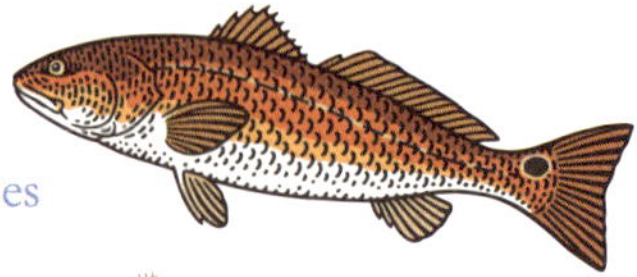

Ingrédients pour 2 personnes

- 8 filets de rouget
- 2 bulbes de fenouil
- 4 c. à café d'huile d'olive
- 1 c. à café de pastis
- Sel, poivre

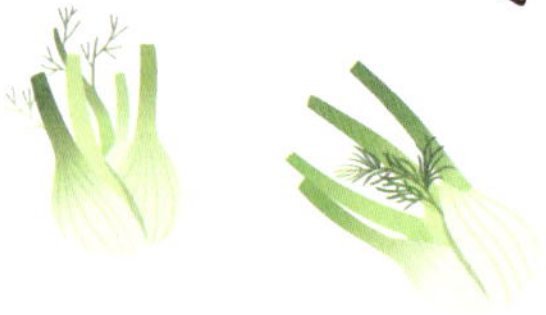

Retirer les arêtes des rougets à l'aide d'une pince à épiler.
Éplucher les fenouils, hacher séparément la partie blanche et les sommités (c'est la partie verte en haut de la plante).
Dans une sauteuse, mettre 2 c. à café à café d'huile d'olive et porter à feu vif.
Quand l'huile est bien chaude, jeter dedans la partie blanche des fenouils, faire cuire à feu moyen pendant 8 minutes, ne pas oublier de remuer plusieurs fois les fenouils pour qu'ils n'attachent pas.
En fin de cuisson, ajouter la c. à café de pastis.
Pendant ce temps, dans une poêle, mettre les deux autres cuillères à café d'huile d'olive.
Ranger dans la poêle les filets de rouget côté peau sur la poêle, faire cuire 1 minute à feu vif.
Les retourner et ôter la peau, les retourner à nouveau et faire cuire l'autre face à feu vif pendant 1 minute.
Déposer les filets dans la sauteuse sur le fenouil, saler poivrer, ajouter sur les filets les sommités de fenouil haché, faire cuire à feu moyen pendant 6 minutes.
Servir bien chaud.

Sardines en papillotes de chou

Préparation : 30 minutes
Cuisson : 12 minutes

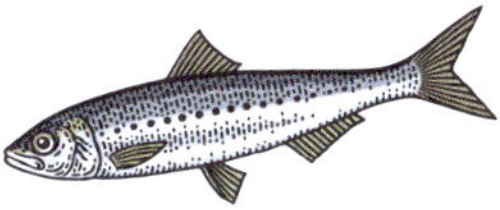

Ingrédients pour 6 personnes

- 24 sardines
- 1 bouquet de romarin
- 3 citrons
- 24 feuilles de chou
- 3 c. à soupe d'huile d'olive
- 1 salade batavia
- 3 tomates
- 300 g d'olives noires
- Vinaigrette à l'huile de colza bien relevée avec 1 c. à café de moutarde
- Sel, poivre

Couper les têtes des sardines, les vider et les laver, les sécher à l'aide de papier absorbant.
Saler l'intérieur de chaque sardine et y déposer 1 brin de romarin.
Les poser sur un plat et arroser avec le jus des 3 citrons, laisser mariner.
Pendant ce temps, mettre une casserole d'eau à bouillir, laver les feuilles de chou et dès que l'eau bout, saler et les plonger pour les blanchir pendant 2 minutes, les rafraîchir sous l'eau froide et les éponger.
Chauffer le four à 270 °C (thermostat 9).
Rouler chaque sardine dans une feuille de chou en les fermant à l'aide de petites piques en bois.
Huiler chaque papillote à l'aide d'un pinceau.
Les ranger côte à côte dans un plat à four.
Les cuire 6 minutes et les retourner ; cuire à nouveau 6 minutes.

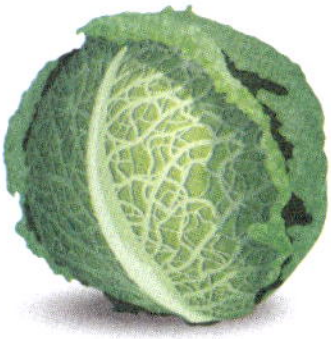

Accompagnement :
Salade, rondelles de tomate et olives noires.

LISTE D'UN GRAND NOMBRE DE SAUCES AVEC LESQUELLES VOUS POURREZ REHAUSSER LE GOÛT DE VOS PLATS

Il sera bien évidemment préférable de les préparer vous-même, mais certaines grandes marques en proposent de toutes faites d'une qualité honnête.

Armoricaine	Dieppoise	Niçoise
Aurore	Dijonnaise	Noix de coco
Basilic	Échalote	Olive
Basquaise	Épices douces	Orange
Béchamel	Épinards	Origan
Bercy	Estragon	Oseille
Bleu	Fines herbes	Paprika
Bolognaise	Forestière	Paysanne
Bourguignonne	Gardiane	Pêche
Caponata	Girolles	Piémontaise
Caramel	Goulash	Pistache
Céleri	Grand veneur	Petits légumes
Champignons	Hongroise	Poire
Charcutière	Lyonnaise	Poivrade
Cidre	Marengo	Poivre
Citron	Marocaine	Poivronnade
Comtoise	Marrons	Poulette
Concombre	Marseillaise	Provençale
Cornichons	Matelote	Réglisse
Crème	Miel	Strogonoff
Crevette	Mornay	Suprême
Crustacé	Moutarde	Thym
Curry	Mouton	Tomate
Diable	Nantua	Vallée d'Auge
Diablotin	Navarin	

LISTE DES ÉPICES ET CONDIMENTS

Partie souterraine

Ail	Échalote	Réglisse
Arachide	Gingembre	Wasabi
Céleri	Oignon	Zédoaire
Curcuma	Raifort	

Partie aérienne

Absinthe	Combava	Origan
Ache	Coriandre	Oseille
Aneth	Estragon	Persil
Balsamine	Fenouil	Romarin
Basilic	Laurier	Sarriette
Bourrache	Livèche	Sauge
Cannelle	Marjolaine	Serpolet
Cerfeuil	Mélisse	Thym
Ciboulette	Menthe	Verveine
Citronnelle	Myrte	

Inflorescence

Safran

Fruits

Badiane	Genièvre	Sumac
Bergamote	Mahaleb	Tamarinier
Cardamome	Paprika	Vanille
Combava	Piment	

Graines

Ajowan	Céleri	Moutarde
Aneth	Coriandre	Nigelle
Anis	Cumin	Pavot
Anis vert	Fenugrec	Poivre
Cacao	Fève Tonka	Sésame
Cardamome	Fenouil	Soumbala
Carvi	Maniguette	

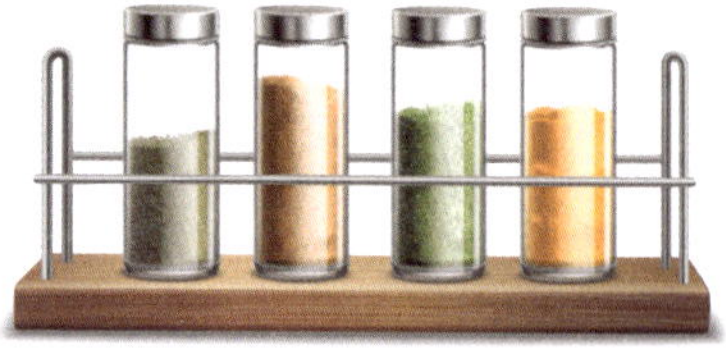

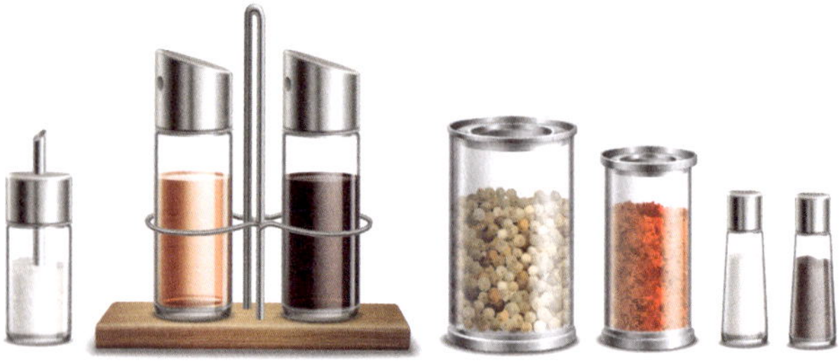

Le mot de la fin

Un dernier mot avant de terminer à regret le moment que je viens de passer avec vous.

Je tiens aujourd'hui à remercier tous ceux et celles qui m'ont fait confiance et suivent mes conseils pour leur plus grand bien, certains depuis l'origine de la Chrononutrition®.

C'est avec autant de plaisir que je souhaite en même temps la bienvenue aux nouveaux lecteurs et nouvelles lectrices, dont je ne doute pas qu'ils deviendront aussi des fidèles de la Chrononutrition®.

Bien évidemment, je n'oublie pas non plus mes dizaines de milliers d'auditeurs du vendredi midi sur la radio Beur FM et tous les internautes avec lesquels je bavarde en direct tous les lundis sur ma Web TV Doc+Delabos.
Je leur adresse à tous et à toutes l'expression de ma chaleureuse amitié.
Sans oublier un grand merci pour tous les témoignages de confiance et d'amitié qui me sont régulièrement adressés.

DU MÊME AUTEUR,

aux éditions Albin Michel

Mincir sur mesure grâce à la Chrononutrition, 1999, 2005, 2012
Mincir en beauté grâce à la Morphonutrition, 2000, 2009, 2013
Le Régime starter, 2006
Prévenir et traiter le cholestérol grâce à la Chrononutrition, 2008, 2011, 2016
Mincir vite et rester mince, 2011
Prévenir et traiter le diabète grâce à la Chrononutrition, 2017

EN COLLABORATION AVEC GUYLÈNE NEVEU-DELABOS,

aux éditions Albin Michel

230 recettes gourmandes pour mincir sur mesure, 2000, 2012
210 recettes saveur pour mincir en beauté, 2002, 2012
Mincir gourmand : 200 recettes spécial Chrononutrition, 2007
La Chrononutrition spécial ramadan, 2007
220 recettes rapides pour mincir vite et rester mince, 2011
Bien se nourrir pendant le ramadan de l'été, 2015

PAPIER À BASE DE FIBRES CERTIFIÉES

Le Livre de Poche s'engage pour l'environnement en réduisant l'empreinte carbone de ses livres. Celle de cet exemplaire est de :
950 g éq. CO_2
Rendez-vous sur
www.livredepoche-durable.fr

Composition réalisée par PCA

Achevé d'imprimer en décembre 2020
en Espagne par Unigraf
Dépôt légal 1re publication : février 2020
Éditon 04 - décembre 2020
LIBRAIRIE GÉNÉRALE FRANÇAISE
21, rue du Montparnasse – 75298 Paris Cedex 06

62/9218/0